大是文化

アルツハイマー病になった母がみた世界

失智母親眼中的世界

母親過世前書寫的日記，讓失智症權威醫師看見，

認知日漸受損的患者如何感受世界。

東京都立松澤醫院名譽院長
專攻老年失智症醫療、照護
齋藤正彥——著
賴詩韻——譯

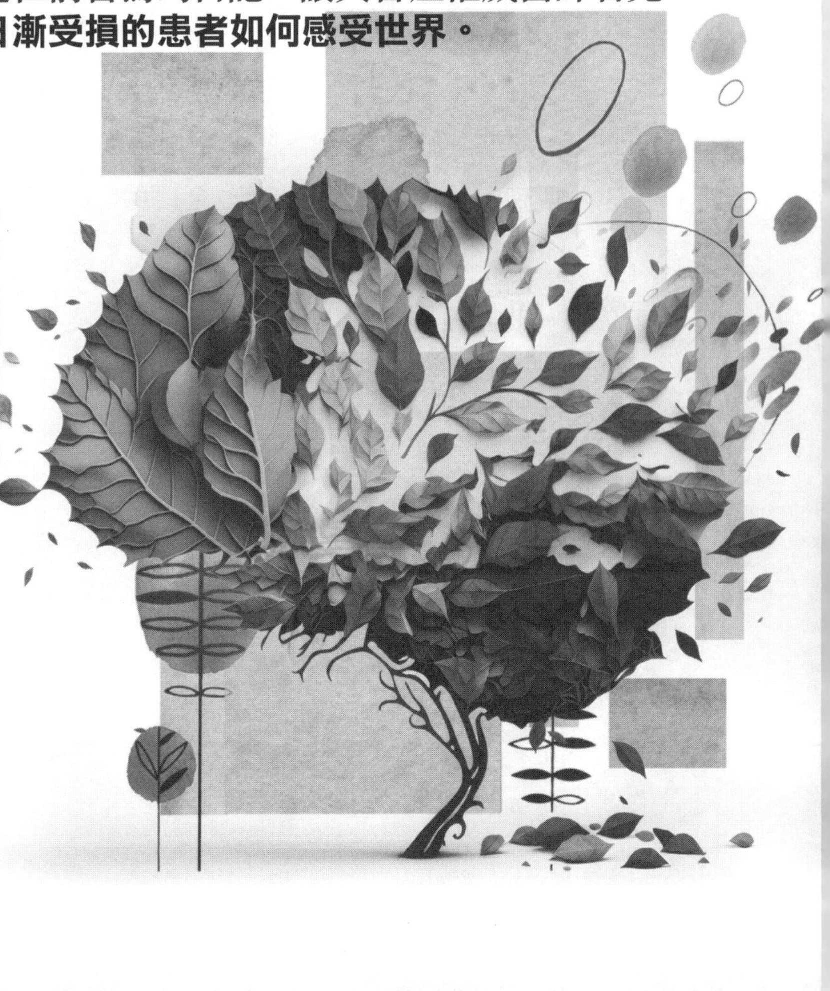

目次

推薦序一　走進失智者的世界，真正同理、消除誤解／陳韻如　5
推薦序二　每個子女面對父母失智，各有不同的調適課題／吳佳璇　9
推薦序三　從失智患者角度切入，讓照護者有更全面的理解／阿彬叔叔　13
前　言　失智母親眼中的世界　17
第一章　母親筆下的生命回顧　23
母親的雙親　25
母親四歲那年，生母因肺炎過世　26
十二歲失去父親　28
二十二歲時，二哥逝於西伯利亞　29

二十四歲結婚，二十八歲長女夭折　31
五十六歲，拓展社交圈　32
六十四歲與丈夫死別，蒙古上墳與之後的生活　35

第二章　橫跨二十年的親筆日記　41
六十七歲，衰老腳步悄然靠近　42
七十六歲，生活開始脫軌　74
八十歲，受失智折磨的日常　113
八十五歲，寫不出完整文字只剩備忘錄　235

第三章　長輩是衰退還是失智，怎麼判斷？　267
權威醫生眼中的阿茲海默症　268

失智症遽增現象 270
有治本藥物嗎？ 273
關於母親的診斷 275

第四章
母親臨終的指示：就算生病也不要多做什麼

母親臨終的指示：就算生病也不要多做什麼 283
後記 縱然無法盡如意，我也要邁步直行 289
謝辭 295

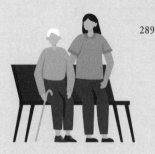

推薦序一

走進失智者的世界，真正同理、消除誤解

「失智・時空記憶的旅人」主編／陳韻如

確診失智後，就真的沒辦法做任何事了嗎？

作者於書中提及，想要打破失智者對自己病況沒有自覺的迷信，並告訴大家，我們有多麼漠視和缺乏理解患者的處境，因為阻礙他們發揮能力的，是社會大眾對失智者的誤解，且在無形中以照顧安全為由，剝奪了他們的能力。

罹患失智症，生命仍值得追求嗎？答案是肯定的。

失智者和我們一樣，盼望被愛、被需要，如同作者母親——齋藤玲子在日記中所寫：「縱然世事無法盡如人意，我仍然要邁步直行。」即便病況加深，開始出現健忘和時序混亂，也能從她的和歌及隻字片語中，看見奮鬥精神，以及對生

活的熱愛。

旁人的不理解，也會讓失智者感到無比挫折。作者的兄弟姐妹皆能體認母親認知能力衰退的事實，但是兼顧生活疲於奔命、東奔西跑的心有餘而力不足之感，直到母親臨終之際才得以平息。

作者的這一段經歷，想必會引起一些照顧家庭的共鳴，所以，他也想透過日記分析像母親這樣一位高齡者，如何看待和應對自己認知能力退化，以及生活上的種種不便，更重要的是，讓社會大眾知道與失智者互動、溝通時，所需要的同理心。

「失智・時空記憶的旅人」粉絲專頁於二〇一七年成立時，同樣希望透過「時空」、「旅行者」的元素告訴大家，旁人眼中的失智行為，是因為失智者看到的世界和常人不同，突然的情緒失控，也可能是他正在與滿地的蛇或昆蟲搏鬥，我們需要一同進入時空旅行，才能感同身受、陪伴。

從《失智母親眼中的世界》一書中，你一定也可以感受到作者豐富而內斂的情感。

各位在閱讀此書時，或許可以換個角度，從一個人的「變化」，來了解失智者如何感知外界，想像自己其實對症狀有所自覺，卻無法明確表達，才能以更寬容的心理解患者的困境，用更新的視角認識失智症。

推薦序二

每個子女面對父母失智，各有不同的調適課題

資深精神科醫師、失智父親的女兒／吳佳璇

我是執業將滿三十年的精神科醫師，最近十年，明顯感受到高齡社會帶來的種種衝擊，其中之一是，不少中年或老年初期（六十五至七十五歲）的朋友，因為擔心罹患失智症而就診。

身為醫者，我透過面談試圖區分這些求助者，究竟是害怕失智（通常是焦慮、憂鬱的變形），還是確實出現值得注意的認知變化，進而安排檢查、釐清現況，或是定期追蹤。

儘管走進精神科診間的人絕大多數屬於前者，但我始終戰戰兢兢，不想錯失

任何一位因「理解自己認知能力正在下降而不安」的求助者。「失智者知道自己出問題了嗎？」和身邊的人聊失智，我時常得到這樣的回應：「會來找你的人，應該都是沒問題的吧？失智者會有病識感嗎？曉得自己正在退化嗎？」

為了破除這樣的迷思，專攻失智症照護的齋藤正彥醫師，分析自己罹患失智症的母親齋藤玲子，從六十七歲到八十七歲辭世前留下的日記，並在母親失智中後期，佐以前來進行認知訓練的心理師觀察紀錄、子女與彼此配偶間的對話，還有作者以兒子與精神科醫師的視角，探討母親行為的背後因素，成為《失智母親眼中的世界》這本書的基本架構。

藉由作者以兒子及醫師的雙重視角，讓讀者在隨著失智者（作者母親）一步步走進如迷霧、泥淖的認知世界時，也能看到作者身為人子的感性，並且適時提供醫者理性的指引，加上作者母親晚年寫下的俳句，反映出失智者不同階段的心境，確實是作者獻給亡母，以及每位想要深入體會失智者內心想法的讀者，一份極其特殊的禮物。

應大是文化之邀，我有幸先睹為快。既是同行，又同為家屬，所以讀來更有感觸。

無論自身具備多少專業知識，每個子女面對父母失智，各有不同的調適課題。本書作者已年過七十，回望母親人生最後那二十年，真實呈現並反省自己當時面對母親的退化，時而逃避、時而淡化問題的心態，並對自己無法更具同理心回應母親的不安，以及主要照顧者妹妹的求助，懷有歉意。這讓我想起知名作家向田邦子的名作《女兒的道歉信》，若把這本書當成「兒子的道歉信」，讀來又是另一番滋味。

推薦序三

從失智患者角度切入，讓照護者有更全面的理解

動漫畫家、照護者／阿彬叔叔

很難得能有從失智症患者的角度，反觀周遭人事物的心情分享，也正因為這種不同觀點，讓照護、陪伴的家屬和相關人員有更全面的理解，也有利於學理的判讀。

本書大量引用失智症患者手寫的日記本，由主觀視角觀看外界的紀錄文章，再搭配作者的統計、註解及分析，讓我彷彿經歷了患者這長達二十年間，有人陪伴及獨處時的光陰。

遺忘是一時的，年紀稍長的人常會發生，如忘記鑰匙放哪裡？眼鏡不見了？

瓦斯、電燈關了沒……這些只是一時忘了，而失智是大腦病變，無法恢復如常。中壯年子女（晚輩）平日若能稍微關心及留意長輩狀況，是可以及早發現、提早判讀。本書內容可以協助照護者，了解患者的心情和行為舉止的起因，快速找到問題點，平復心情，不必讓自己糾結在一個點走不出來。

作者的母親極為自律、要求也高，失智症初期還能自理、修正言行，因為跟尚未婚嫁的小女兒住在一起，並由她照顧，母親的內心極為不捨也十分感謝。在亞洲，一般家庭還是會被傳統思維和習慣所綑綁，當有長輩發病時，不是由家中沒工作、沒婚嫁的子女照護，便是由長子、長女承擔較多的照顧責任，也可能是政府部門對長照立法尚未周全所致。

我們家照護失智母親將近十年，前期有很長的一段摸索和撞牆期，現在回想起來，其實是可以減少紛爭，也可以更安全、舒坦的度過，主要是不知道去哪裡找資源，也少有相關照護者的經驗分享。到了後期，我們便利用長照服務，換得一些喘息時間，也好轉換心情，再投入陪伴和照顧的漫漫長路。

全書精采之處在於，作者母親進入安養中心後，前來協助照護、陪伴並記錄的大學助教紫藤，她每週都以自身所看所感，寫下引導迷航的指南針最為實用。

最後，很慶幸你能閱讀這本書，這是失智患者的親筆日記，相信看完內容，除了可以更了解失智患者的心理變化，也能起到警醒作用，若想要擁有健康的身體，便需要付出相應的行動力。希望本書能啟發各位對未來人生，有更健康的自我要求和行動。

前言
失智母親眼中的世界

這本書，我將分析我的母親（齋藤玲子），從六十七至八十七歲過世為止的日記內容。母親過世前四年，也就是八十三歲時，被診斷罹患阿茲海默症（Alzheimer's Disease）。但我為何從母親六十七歲的日記開始分析，是因為從這年起，母親首次提到自己「健忘」。

罹患失智症後，母親的日記逐漸失去紀錄性，到最後，她的想法只剩下片段的、寫在小紙條的隻字片語。母親畢生以和歌為友，日本原文副書名中的「縱然世事無法盡如人意」，則是取自母親在人生盡頭所寫的和歌：「縱然世事無法盡如人意，我仍然要邁步直行。」至於這首和歌是在什麼情景下被創作出來，會於最後告訴大家。

母親喪失自律能力的過程中，我和家人多次討論她的情況和往後生活，包括我在內的三個子女，加上彼此的配偶，我們往來的電子郵件，各自夾雜著對母親失智症的茫然無措。當時還有一位心理學研究生，每週來兩次為母親進行認知復健，她的觀察報告也記錄下母親當時的情況。這些紀錄，加上母親遺留在小紙條的隻字片語，勾勒出母親臨終的心境和生活。包括日記在內，這本書的內容都是當下的第一手資料，不是事後才刻意回想。

我是一名專攻失智症的精神科醫師。母親患病後難以自主生活，便搬到老人安養中心。我幫忙整理行李時，接收了母親書架上的大量日記本。身為失智症醫師，我想知道她寫了什麼。從小只要是為了學習，母親幾乎都順著我，這次她知道我是為了研究，也二話不說就把日記交給我。

我寫這本書的原始動機，是出於失智症專科醫師的興趣。一九八〇年我大學畢業，**當時的精神醫學教科書描述，阿茲海默症患者對自己的健忘並沒有自覺。而歷經四十年的臨床醫學經驗，我覺得這種看法並不正確**。發現自己的精神狀態和認知能力出現異常，任誰都會不安吧？精神科醫師希望客觀看待精神異常，但是如果患者不能認同此種說法，就不能算是正確理解疾病，這種情況不只限於失智症。

醫師從外部觀察並客觀描述症狀，患者或許無法理解，但是患者對自己的認知能力和精神狀態異常有多麼侷促不安，精神科醫師同樣無法清楚認知。醫師單方面觀察到的症狀，不能說是精神症狀的全貌。我現在覺得，精神科醫師應該更關注患者本身的主觀症狀。

透過分析母親的日記，**我想打破高齡失智症患者對自己病況沒有自覺的迷信，同時告訴大家，我們有多麼漠視和缺乏理解患者的主觀痛苦**。不只專業人士，在這個誰都可能罹患失智症的超高齡社會，這份啟示適用於每一個人。

我的母親自幼親近文學，很擅長寫文章，寫日記的時間遠超過二十年，這本書分析的二十年日記，只是其中一部分。身為精神科醫師，我想分析母親這樣一位高齡者，如何看待和應對認知能力退化，以及生活上的不便。

母親的認知能力日漸衰退，我們兄妹沒多久就體認到這件事實。我們很想幫忙，又得為生活疲於奔命、東奔西跑，內心的煎熬，直到母親臨終之際才得以平息。現在回想起來，我們的擔心與母親的不安，似乎從來都不曾對上。本書後半，我把兄妹之間討論母親照護的往來電子郵件，還有我的日記拿來分析，才發現，子女的糾結，與母親的心情並不在同一條線上。這不僅是持續寫日記的特殊患者，與失智症專科醫師兒子間的故事，對於有高齡長輩的家庭而言，則是每天的日常。

在閱讀母親的日記時，才意識到本書的另一項意義。透過母親的話語，本書所描繪的是一段當代史，記錄一位生於大正末期[1]的平凡女性，在昭和初期[2]度過童年，青春時代經歷二次大戰摧殘，戰後沒多久就步入婚姻，一心服侍丈夫，把養育三個孩子視為第一要務，在丈夫過世後繼續生活了二十餘年。**上面訴說的故事，除了是母親的個人紀錄，同時也真實呈現了她生活的時代背景。**

在平成[3]結束、距離昭和越來越遠的現在，我讀著母親的日記，裡頭記錄著一位生活在戰爭時代，走過日本戰敗後的平凡老人故事，我體會到有別於精神醫學價值的另一種意義。

開始閱讀日記的數年後，我在以專科醫師為對象的演講中，好幾次都談到失智母親的心路歷程。這些分享也得到我所期待的回響，不過那些過程是我要彙整成論文，投稿專業雜誌用的。除了醫學和照護方面的專家，我還希望這個故事可以分享給一般民眾。

為了寫這本書，數年歲月悄然流逝。我寫這篇前言時，是母親過世的第十一個夏天。學術雜誌有既定格式，經過四十年洗禮，我已經對格式嫻熟於心，如果是寫成學術論文，應該不至於花費這麼多時間吧！而且學術論文的讀者是可預知的，但要寫給一般大眾閱讀，對我來說真的很困難！即使我已經完成這本書，但是內容真的值得大家一讀嗎？我沒有自信，只能留待讀者評論。

本書主題是探討一位罹患阿茲海默型失智症的女性，如何透過受損的認知能力看待和感知外界，而不是認識失智症的指南書。希望各位不要把我母親的日記，看作是阿茲海默症患者的日記，想從字裡行間找出生病的徵兆。

在第二章中，為了說明事態演變，我會附上最低限度的精神醫學解說。在第三章，則會針對失智症做綜合講解。懇請大家閱讀母親的日記時，不要預設任何立場。

1. 大正時代為一九一二年七月三十日至一九二六年十二月二十五日。
2. 昭和時代為一九二六年十二月二十五日至一九八九年一月七日。
3. 平成時代為一九八九年一月八日至二〇一九年四月三十日。

1

母親筆下的生命回顧

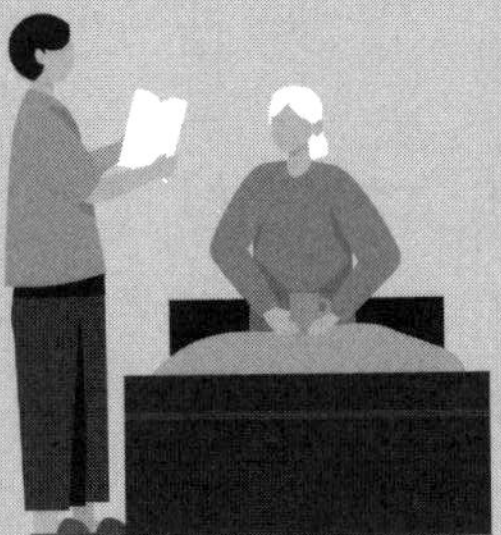

在分析日記之前，需要讓各位先了解母親是怎樣的人，所以先帶大家回顧母親的生涯。

父親過世後三年，也就是一九九一年，母親寫下題名〈生涯歷程〉的文章。這篇文章是母親為邁向死亡旅途所做的準備，她想把自己的生涯紀錄留給孩子們，因此，在我的弟弟妹妹出生後，母親就沒繼續寫下去。

二〇〇七年時，母親的認知能力已經明顯衰退，當時在兩位研究高齡心理學研究生的主導下，還另外留下生命回顧（Life Review）紀錄。

生命回顧是提供給高齡者的心理療法，引導他們回顧並思考自我人生的意義。從第一題：「回想自己的父親，寫下所知道的。出生日期、何時過世、家庭背景，以及從事什麼工作，是怎樣的父親，把能想到的條列出來」，到第十一題：「畫出幼時住家的周邊，以及到幼兒園和小學的地圖。寫下能回想起來的事。對面和隔壁住的是什麼樣的人」，每項問題都用A4橫線紙在最上方寫下主題，再讓母親獨自寫出能想到的內容。

這十一項問題由我設計，也請當時就讀東京學藝大學研究所，專攻高齡心理的紫藤惠美和相澤亞由美，協助進行生命回顧療法。兩位一週兩次、輪流拜訪，她們讓母親寫題目卷，也陪她說話。當時母親已經無力寫出長句，她們幫母親彙整了文章和地圖。幸好她們畫出母親孩提生活環境的地圖，讓我在母親病況加重，說話逐漸失去條理之後，也有線索能理解母親的話。接下來的內容則根據這兩種紀錄寫成，母親非常享受生命回顧的過程。

母親的雙親

一九二四年五月十七日，母親出生。父親是森岡保喜，母親是壽美。母親有同父異母的兩位哥哥、兩位姐姐，還有一位同母姐姐。母親的父親，也就是我外公，生於一八七五年，是土佐藩士[1]大高坂家分家的次男，由於長男放蕩敗家，改由身為次男的外公繼承家業。

外公去東京途中，曾住在神戶一段時間，也是在那時皈依俄羅斯正教，信仰貫徹終生。外公在神戶與一位出身淡路島的女性結婚，育有四個孩子，妻子亡故

1. 是指日本廢藩置縣實施之前，於土佐國一帶的統稱。

後，便與亡妻的妹妹壽美再婚，也就是我外婆。外公在警視廳工作，從中央大學苦讀畢業，就到東京市擔任公務員，做到赤坂區長退休。

母親四歲那年，生母因肺炎過世

母親的自述史，從對自己母親殘存不多的記憶開始說起。

「那天晚上，牆壁上貼著正聲哥哥用羅紗紙剪裁的剪影，是東方三博士騎著駱駝要去朝拜。我被母親抱到膝上坐著，哥哥姐姐圍在一起，在寬子姐姐（長姐）的風琴樂音下，全家一起合唱〈普世歡騰〉（*Joy to the World*）……當時坐在母親膝上的感覺，那個房間的那個時刻，我直到現在都沒有忘記。雖然在隔年春天，母親就因為急性肺炎過世……。」

外婆在一九二九年九月六日離世，如果是前一年的聖誕夜，母親也才四歲，她所寫的是真實記憶嗎？或是後來聽別人講述後潤飾過的記憶？不得而知。不過，照母親所說，這個聖誕夜的記憶是她生涯的最初記憶，也是生母還健康時的唯一回憶。

母親的記憶接著跳到九個月後，「某天，母親突然病倒，被抬上擔架送醫，情況非常緊急。附近鄰居都聚集在我家外面，我沒辦法跟去。我立刻跑到二樓，爬上陽臺欄杆，看著母親被擔架抬走，我一個人默默哭泣。當天傍晚，幫傭阿姨澤牽著我到日赤醫院。大大的病房裡放著一張床，母親就躺在上面。當時我很害怕，僵著身體不斷往後縮，而母親的視線一直追隨著我。」我的外婆在當天就過世了。

隔年，一九三〇年，母親幼兒園畢業升上小學，就在那陣子，外公娶了新妻子。不過，不只幼小的母親，包括已經讀大學的長男，對所有孩子來說，這段與後母相處的生活似乎不怎麼幸福。母親說：「每次後母化著妝的臉要靠過來親我，我都想躲開，但考慮到父親的立場，只好閉上眼睛忍耐。」

十二歲失去父親

母親小學四年級時，外公從公務員退休。之後的一小段時間，對母親來說是一段幸福時光。

「父親喜愛詩詞，會自己吟詩。當他在房間鋪上長長的毛毯墊，在奉書紙上謄寫詩詞時，他會叫我在大大的硯臺上，磨出滿滿的墨汁。我陪父親到有栖川宮公園散步時，他會邊散步邊吟詠自作的詩詞。我很喜歡和父親散步。週日，我和父親會一起走到四谷左門町的教會。回程則到明治神宮外苑走走，中午就在青年館吃三明治和雞肉炒飯，之後再去遊樂園玩，穿過青山靈園走到麻布再回家。這段時間我可以獨占父親。父親是很文靜的人。」

不過，這段幸福時光並沒有持續多久。在母親小學六年級，一九三五年年底，外公臥病在床。過完新年，一九三六年一月五日，外公便因胃癌逝於日赤醫院，外公逝世後，與孩子們處不好的後母離開家。母親在小學六年級就失去雙親。之後母親就讀青山學院女子高中部，一直到一九四五年二次大戰結束那年，她提早從東京女子大學日文專攻部畢業為止，一路都由兄姐守護長大。

二十二歲時，二哥逝於西伯利亞

母親幼年失去雙親，接下來是她的二哥，對我來說是正聲舅舅，他在西伯利亞當戰俘時過世。比起承接父職的大哥，母親與二哥的關係更為親密。

舅舅畢業於京都帝國大學，在農林省工作。母親的相簿裡，有舅舅參加騎馬跨越障礙賽的照片，可以看出她的憧憬之情。明明自己不曾騎過馬，但談起馬來卻好像親身經歷過一樣。後來自己女兒上大學後開始學騎馬，母親顯得格外高興。

舅舅雖然年過三十，但是隨著戰局惡化，他在大戰即將結束的一九四五年一月接受徵召，不久就到中國打仗。這批從日本送往中國的最後部隊，幾乎沒打到什麼仗，戰爭就宣告結束，直接被南下的蘇聯當成戰俘送往西伯利亞。我們一段時間都無法得知舅舅的行蹤。直到戰爭結束後數年，才得知舅舅在西伯利亞的第二年就已經過世。母親之後還是繼續向西伯利亞返日的人們，打聽舅舅的消息。

我在一九五二年出生，印象中至少到我五、六歲，也就是一九五〇年代結束左右，我們家偶爾會有知道舅舅消息的西伯利亞歸國者來訪。一位先生說他在成為戰俘之前，一直照顧著舅舅的馬，他詳細告訴我們舅舅隨部隊成為戰俘，被送往收容所之前的情況。每當我們家有這類人來訪，甚至攜家帶眷暫住在我們家，父親都沒有拒絕。父親說，這些人多半是抓住母親渴望得知舅舅消息的心情，趁機占便宜的那類人。在戰爭即將結束之際，殖民地和軍隊的高級官員都已經對戰局絕望，開始讓家人到日本避難，舅舅卻毫無意義的被派到滿州，變成蘇聯戰俘，做著奴隸一般的苦役，最後死在極北之地。父親自己也在南方當過戰俘，他應該很同情母親覺得自己哥哥死得很冤枉的悲傷吧。

話說母親在姐姐們嫁人、哥哥們不在後就離開自家，直到戰爭結束為止，都住在杉並區的東京女子大學宿舍。戰爭結束後，為了避開混亂的東京，母親跑去投靠當時在舊制山口高中當教授的大哥，並在山口住了一年。

這段期間，母親在山口的天主教會，認識了西班牙人路易斯神父、阿魯普神父和畢斯卡拉神父。母親接受教義，從原生家庭信仰的俄羅斯正教改信天主教。

回想這一段往事，母親表示「開啟了新的人生。在山口收穫了人生果實」。在母親往後的人生中，這三位神父一直以各種形式支持著母親。

阿魯普神父後來成為耶穌會總長，為全世界的天主教會效命；畢斯卡拉神父則是好幾次到我們船橋的家遊玩；畢斯卡拉神父被派往菲律賓後，某次寄來耶誕卡，上面寫「好想再回日本吃玲子家的柿子啊！」母親還很高興的拿卡片給我看，她說：「阿魯普神父是很認真、有成就的人，畢斯卡拉神父就是因為輕浮才沒出息啦！」不知為何，我到現在還記得母親當時的笑容。支撐母親信仰的，其實不是優秀的阿魯普神父，而是畢斯卡拉神父。

二十四歲結婚，二十八歲長女夭折

母親回到東京後，在一九四八年十二月與父親菊夫結婚，一九四九年十一月生下第一個孩子，也就是我的姐姐恭子。接著在一九五二年四月，身為長男的我出生，隨後不到三個月，恭子姐姐就因為傷寒而夭折。

長姐的夭折，不僅在母親和父親的內心，甚至對兩人的關係，都留下無法抹滅的巨大陰影。母親雖然住在千葉縣船橋市，婚後仍然與母校東京女子大學和青山學院保持聯繫，但在恭子姐姐夭折後，她就待在船橋不太外出。我會知道恭子姐姐，是因為母親的房間掛著她的照片。

從小我就陸續從母親口中得知，我有一位姐姐，以及她是怎樣的一個人。不過，我從沒聽見父親提起過。除了母親的房間外，完全看不到長姐的照片和相關痕跡。父親的興趣是攝影，他為我們拍了許多照片，可是除了我的第一本相簿，有我和姐姐的一、兩張合照，以及母親房間裡的相框照片外，到處都沒有姐姐的照片。母親說，父親原本都會陪她去教會，但在姐姐過世後就不去了。父親雖然沒有阻止母親的信仰，但他直到臨死前，都對教會和信仰顯得漠不關心。母親一直懷念恭子姐姐，而父親則是把這段回憶封印在心底深處。藏在衣櫥三十年的孩子繪本上，還留有小小指痕。

五十六歲，拓展社交圈

一九五四年，我的弟弟（次男）陽彥出生。一九五八年，次女綠出生。母親把全部精力用在養育我們和照顧父親。

父親在自己家經營牙醫診所，他對吃飯時間很吹毛求疵，午餐要十二點吃，午睡一小時後開始下午的看診，晚上六點下班就要吃晚餐。每天的規律生活從未打亂。而且，父親不喜歡吃飯時母親不在，雖然餐點有幫傭協助，但這件事對母親來說負擔很大。

我生長的家在千葉縣船橋市，但是母親大部分的熟人和關心的事物都在東京，為了配合父親的作息，母親的生活大受限制。當時的交通沒有現在方便，要避開父親的用餐時間到東京處理事情，幾乎不可能。

我記得很清楚，母親會丟下父親外出，都是因為有特殊活動——一年參加幾次由水町京子老師舉辦的短歌會，以及一年一度在東京女子大學舉辦的同學會兼花園派對。母親外出時總會帶上我們，但我們家一直有請幫傭，留下孩子外出應該沒什麼問題。我猜是母親自幼失去雙親，又歷經長女早夭，所以才片刻都不想離開孩子吧。東京女子大學的花園派對，在宛如國外的校園裡舉行，母親看起來似乎格外開心，一年只買一次的路邊攤棉花糖，那種甜蜜滋味，我到現在還記憶猶新。

母親就這樣把我們三個撫養長大。直到弟弟婚後離開家，我也在一九八〇年大學畢業，搬到離職場較近的地方獨自居住，家裡只剩下父親、母親和妹妹三人一起生活，那時母親五十六歲。

比起我小時候，這時的日本社會已經變得相對豐足。由於不需要養育孩子，母親的生活多出許多時間，除了一直持續創作的短歌，她還聯繫上大學時代的朋友，參加每個月的日本古典文學研究會，還參與教會活動，逐漸拓展自己的活動範圍。

之後不到兩年，父親動了胃癌手術，幸好在早期接受治療，術後也恢復良好，不過，由於摘除了胃，父親一天得分五次進食，母親的生活再度被強烈限制。一直以來，所有決定都是父親說了算，但在父親手術後就出現微妙變化，父親變得很依賴母親。母親以前皆以夫為尊，現在終於可以放鬆下來，對父親說出該說的話。這段時期，母親寫了下列和歌，從中可以看到兩人的互動，我很喜歡：

親暱的拜託在背上擦軟膏，拍一下說「擦好了」。

六十四歲與丈夫死別，蒙古上墳與之後的生活

一九八八年，父親接受胃癌手術後七年，在我們以為不會再復發時，定期檢查卻發現肺部有異常陰影。

當初預測不會轉移，術後狀況也不差，所以才接受手術，卻發生肝膿瘍，便於六十七歲的十二月八日過世。父親臨終前，按照母親的希望，領受了天主教會的傅油禮[2]。與其說父親預感自己將離世，所以接受天主教信仰，不如說他接納了與母親相處四十年的夫妻生活吧。這也代表他們終於可以一起跨過因第一個孩子早夭，而產生的內心嫌隙。一九八八年十二月八日，母親失去了結縭四十年的丈夫。

父親逝後留下原本是牙醫診所的大房子，母親就與妹妹一起生活。對母親來說，這是婚後第一次擁有自由時間，但是一開始，她好像不是很高興。不管經過多少年，父親的皮革拖鞋都還放在診療室，每次有開心的事，母親總是感嘆，

---

2. 給予重病或因年老而受病苦考驗的信徒特別的恩寵，減輕苦痛。

「如果你父親還在，他會有多開心啊」。不過，隨著時間推移，母親的活動範圍漸漸擴大。學生時期的朋友、從年輕就持續參加的短歌聚會，加上去健身房運動和鋼琴課，母親簡直忙得團團轉，甚至還在家裡開課教留學生日語。

一九九一年三月，報紙《朝日新聞》開始連載「凍土的悲劇」。隨著蘇聯解體，西伯利亞滯留者的相關資訊也公諸於世。四月時公開的一份名冊，上面有一千五百餘名蒙古滯留死者的片假名，母親從中找到「モリオカショウジ」（Morioka Shyouji）的名字。舅舅的名字「正聲」（Masana）幾乎沒有人能唸對。母親根據以往得來的資訊，確信那是自己的哥哥並到處求證。

三年後，一九九四年三月，厚生勞動省終於通知我們，死者名單上的「モリオカショウジ」，就是「森岡正聲」，只是念法寫錯了。雖說如此，滯留死者名冊上，到現在還是記載「モリオカショウジ，東京都，森岡正聲」。對國家來說，無論是西伯利亞滯留事件，或是那些死者的名字，都不重要吧。

褪色的軍事郵件，年少哥哥說北滿龍膽草很藍，
哥哥最後的軍事郵件，說夢見父親忌日的家族晚餐。

死裡逃生返鄉戰友，談起哥哥用繩子支撐破損眼鏡，
一千五百五十九戰俘死者名，一行片假文字一條命。

一九九四年夏天，我偶然在同人誌[3]上看到母親的和歌。感謝民間日蒙友好團體的好意，讓母親從名古屋機場搭乘日本中古飛機飛往蒙古。雖說是八月，蒙古的荒野卻已經秋風冷洌又夾雜雨水，母親能在立有八百多座墓碑的滯留者墓地找到舅舅的墳墓，也是多虧友好團體的幫助。母親在二戰結束過了四十九年，終於得以到自己哥哥的墳前祭拜。

我今來到哥哥成為戰俘痛苦做工的採石場遺跡，
哥哥在白色銀河橫亙的蒙古夜空遙想故鄉，
夏日野花啊！請至少在哥哥逝去的烏蘭巴托原野上開朵花吧！

3. 一群同好共同創作出版的書籍。

舅舅的逝去加重青春時代的感傷，在母親的內心留下陰影。即使得知舅舅的消息，也無法淡化。得知舅舅的消息是在一九九一年，同年爆發了波斯灣戰爭，在美軍壓倒性的戰力下，伊拉克只得束手投降，電視播出大批伊拉克軍人排成一列走在沙漠中的樣子。俘虜們的兩側，美軍乘坐吉普車拿著槍鎮壓。對母親來說，這幅畫面深深撕開了那被覆蓋的傷口。

成列俘虜拖著身子走過沙漠，想起在蒙古的哥哥。

父親逝後，母親一點一滴為自己準備後事。一九九一年，母親得知舅舅的消息後，寫了最早的自傳。

如同先前所說，母親以〈生涯歷程〉為題的自傳，是為自己死後所做的第一步準備，接著她還自己縫製壽衣。一九九六年一月，七十一歲的母親寫下遺書。

母親在晚年安享自由生活，告慰幼年死別的雙親、戰死的二哥、年幼夭折的長女，送走大哥夫妻和姐姐們，接著與丈夫死別，獨自踏上死亡的孤獨道路。

哥哥成為俘虜而死，丈夫罹癌而死，生與死占據了我的日常思緒，
插畫日記本的莫內那一頁，寫下獨處的今日感想，
相信靈魂回歸天國，願以遺體回報世界。

最後這首和歌，是指母親為了醫學教育，已經辦好死後捐贈大體的手續。

2

橫跨二十年的親筆日記

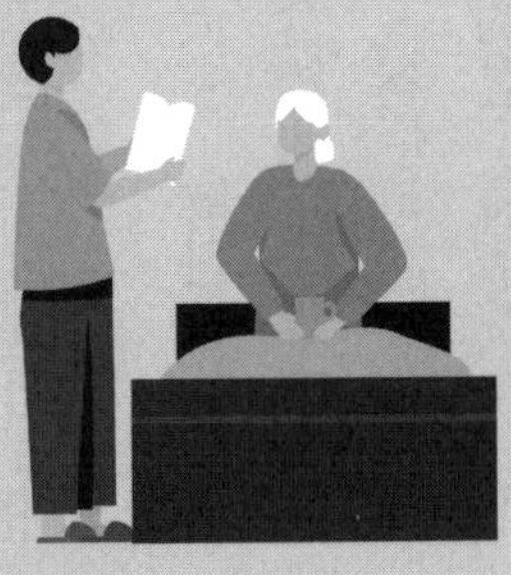

1　六十七歲，衰老腳步悄然靠近

終於要從一九九一年逐年閱讀和分析母親的日記。我從這一年開始分析，是因為在這一年的日記裡，母親首次提到自己健忘，也就是出現認知能力退化的相關記述。

一九九一年是父親過世後三年，母親還很健康。為了讓大家了解母親的生活情況，我轉載關鍵年分四月一日至七日一週的日記內容，包含錯漏字，基本上會如實呈現母親所寫。但畢竟是寫給自己看的，所以如實轉載，各位可能會有看不懂的地方，我會以〔〕的方式，附上最低限度的解說。家人的名字視情況會有不同稱謂，我連同親屬關係做了表格（見左圖表2-1）。家人以外的登場人物，原則上我都用假名。

第四十四頁圖表2-2顯示母親在一年的日記裡，出現健忘和認知能力退化的次數，以及母親生活中的重要事件。根據日記內容和出現認知能力衰退的天數變

圖表2-1　日記中出現的人名別稱

名字	別稱	親屬關係
齋藤正彥	M、小正、正	長男
齋藤陽彥	A、小陽	次男
齋藤綠	m、小 mi 、mi	次女
齋藤陽子	Y	正彥的妻子
齋藤佐智子	S、小佐	陽彥的妻子
齋藤智彥	小智	孫子

化，我分成四個時期。

第一期是在六十七至七十五歲（一九九一年至一九九九年），這段時期，母親已經脫離育兒和照顧丈夫的束縛，享受自由生活。不過，母親偶爾還是會自覺衰老的陰影，已經逼近自己腳下。

第二期是七十六至七十九歲（二〇〇〇年至二〇〇三年），母親的認知能力衰退，已經超出單純老化的水平，生活逐漸失序。圖表中的「結城屋事件」，是日後失智症進展非常大的轉折點，之後會再詳述。這段時期，母親對失智症的不安逐漸擴大，拚命想維持以往的

圖表2-2　晚年活動與日記中顯示認知能力退化的次數

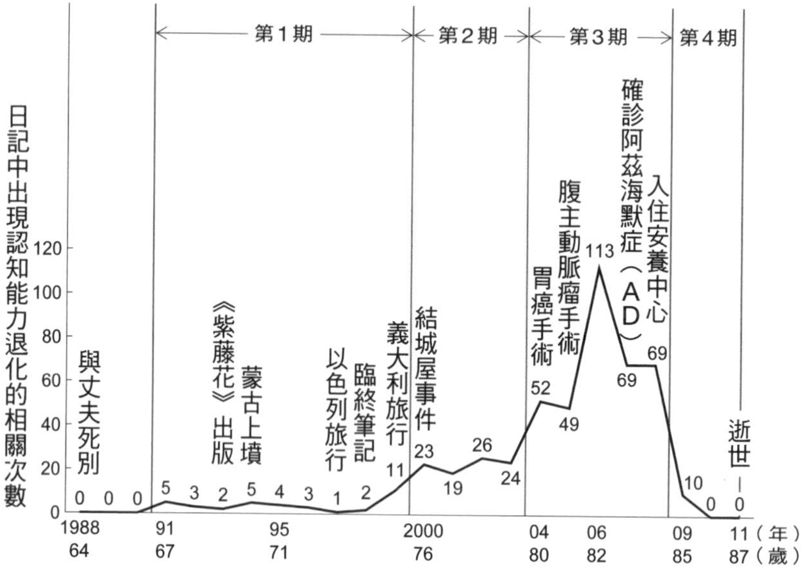

生活模式。

第三期是八十至八十四歲（二〇〇四年至二〇〇八年），這段時期，母親已經難以維持社交生活，也逐漸喪失生活自主力。母親已經不再抵抗認知能力衰退的事實，而是轉為保守防禦。

第四期是八十五至逝世的八十七歲（二〇〇九年至二〇一一年），這段時期，母親幾乎無法寫日記。由照顧她的心理師所寫的觀察報告，以及我的日記，和家人的郵件取而代之。我想透過這些資料，描繪出母親當時的生活和心理狀態。到了第四期，母親雖然需要他人照護才可以維持生活，但直到最後，她都保持著身為人的尊嚴。

六十七至七十五歲的九年期間，母親走出喪夫的失落感，陸續實現想做的事，彷彿拿回被戰爭奪走的青春一般快意生活。不過，這段時期後半，母親經常感覺身體疲勞，還會因為健忘和會錯意而鬧笑話，衰老的陰影悄悄靠近自由生活的母親。

開始當家教，學西班牙語

父親逝世後，母親的生活重心就是天主教信仰、和歌研究會和同人誌，以及父親離去才開始的留學生日語教學。母親還透過電視學習西班牙語，因為她教導的留學生中，有些人的母語是西班牙語。此外，耶穌會創始人之一的聖方濟．沙勿略（St. Francis Xavier）曾到日本傳教，他的祖國也是西班牙，我想是這些因素引發母親的好奇心，使她開始學習西班牙語。

一九九一年，光從日記上看，母親一個月的訪客就有二十位左右，除了到附近買東西，外出次數超過二十次，以六十七歲的女性來說，真的是很認真於社交生活。

四月一日（一）早起到隔壁車站與北村會合，收到同人誌好友出版的歌集。我們說好分工寫評論。我馬上回家，花半天時間把兩、三天沒打掃的家裡整理一番。聽了電視的西班牙語講座，我從去年開始一直有在聽，覺得到第二年有稍微進步。下午短歌的同人誌《白日原野》寄達。晚餐後，拿西班牙語教材學習。坂本來電，和她聊了一會兒。

四月二日（二）阿萊霍來學日語。我用西班牙語向他打招呼，還不適應日本的阿萊霍看起來很高興，他預計在秋天要考日本的研究所，得好好教他才行！第一堂課上了九十分鐘。晚上，山川來電。晚餐後，我讀著昨天寄達的《白日原野》。

四月三日（三）上午，米爾頓來上日語課，他進步很快。下午去銀行領錢。我看著家計簿，一邊想著錢怎麼花這麼快！交際費和進修費花很多，告誡自己要克制。三月三十一日播放的廣播節目，談年輕型失智症患者的生活，兒子也是來賓，直子來電說她聽了感動流淚。寺田也說節目很棒。希望長男可以愛惜羽毛，當位好醫師。女兒每天加班，好像很忙碌。不過，今天她要到茶道老師那裡，所以早早回家。

四月四日（四）土筆會〔短歌的同好會〕到泉自然公園舉辦遠足。賞櫻還有點早，但是整片的白辛夷花和紅白桃花也很美。第一次看到整片的豬牙花，好感動！白色的鵝掌草也很可愛。緋寒櫻和彼岸櫻都開了。等到數日後櫻花盛開，這座公園也會人滿為患吧。同好會的坂本為我們演示太極拳。

四月五日（五）米爾頓帶著卡洛斯來訪，卡洛斯看起來是個正直好青年。朋友邀我下週到昇仙峽賞桃花，雖然會增加開銷，但我一直想去就答應了。昨天拍的豬牙花照片洗好了，拍得很棒真開心。綠今天到大阪、和歌山出差。傍晚，森野意外來訪，睽違二十七年再次見面，真高興！

四月六日（六）原本覺得快感冒，但昨晚好好睡了一覺，身體恢復了。早上把大量的冬天衣物拿去洗。下午到虎之門聽日語教育講習，講的都是以前聽過的內容，不怎麼有趣。下午下起雨，晾乾的衣服又泡湯了。晚上長男夫妻來探望我，很感謝。

四月七日（日）從教會回來，再去千葉縣議會投票。我把票投給看起來不強勢的保守黨候選人。下午整理累積的照片放入相簿。晚餐過後，為阿萊霍的教學備課。

《白日原野》是歌人滏田章一郎老師主編的短歌同人誌，母親每個月都會投稿短歌到該雜誌。當時母親寫的和歌如下：

丈夫逝後投入擅長的工作，別人說我看起來很年輕。

母親持續過著豐富生活，但在這個時期之後，她開始有自覺自己在衰老，日記裡也有出現相關記述：

「回程去影印，又把東西忘在影印店，再跑一趟拿回來（一月八日）」。

「製作烤豬肉。最近懶得做料理，所以都隨便應付，這次稍微認真做（五月七日）」。

「搞錯阿萊霍的上課時間，要上到三點半卻只上到三點。這陣子經常這樣，搞不好失智了（二月十四日）」。

「回到船橋才發現包包忘了帶回。裡面有重要的白菊會文件，好沮喪。真是笨到無話可說（十一月二十五日）」。

「這陣子經常出錯」、**「最近懶得做料理，所以都隨便應付」**，從這些記述來看，估計除了日記裡寫的內容，生活上應該也常出錯。母親在這裡舉的三項失誤，**從精神醫學的角度來看，分別代表記憶力和時間概念變差，執行複雜工作的能力退化，以及注意力下降**。這些情況隨著年齡增長都會出現，並不是失智症的特殊症狀。面對這些失誤，母親採取下列辦法。

「綠去了山梨。下午我到虎之門聽日語教育學會的講座，為了不弄丟包包，所以一直抱著。①不要太勞累，②買東西不要增加行李，③不要睡覺（十一月三十日）」。

這些都是不錯的方法，最重要的是，**上了年紀如果出現越多這類疏忽，就要釐清必辦事項，不要一次想做很多事**。母親這段時期的生活，以她的年齡來說已經算過於忙碌，每件事要適可而止。

六十八至七十五歲，人生的集大成與臨終筆記

讀著母親每年四月的第一週日記，她這陣子的生活沒有特別大的變化。真要說的話，就是記述體力退化的內容逐漸變多。因此，針對這八年，我想整理出重要事件，和日記中顯示認知能力退化的部分。

一九九二年，總計母親一個月的外出次數和來訪者數，外出超過二十五次，來訪者也有二十位左右。母親外出的事由很多，短歌和教會相關活動、電影、音樂會、展覽，與學生時代的友人舉辦古典文學研究會，以及一些個人交際。這一年的大事件，就是孫子出生。

七月七日和八日記述第一位孫子誕生，可以從日記中感受到母親的興奮之情。不過，也許是第一位孫子出生的當天和隔天太過興奮，母親第三天就覺得身

體不適。四月的第一週日記，七天裡也有四天出現身體微恙的相關記述。母親雖然神采奕奕的享受生活，身體卻逐漸衰老。

這一年，日記中有三個健忘相關記述，其中一次是用火。十二月十三日，母親邀請上日語課的留學生到家裡參加聖誕派對，留學生帶來各國點心和料理，度過歡樂時光。母親把聖家族人偶裝飾在玄關的鞋櫃上，兩側點著蠟燭，卻忘了吹熄，導致鞋櫃表面燒焦，這件事好像對母親打擊很大，她在十四日的日記寫：

「今天早上覺得頭暈，不知道是因為昨晚喝了香檳，還是闖了大禍」。

「總覺得身體沉重，最近很容易累。經常腦袋空空，擔心有一天會失智」。

之後過了三天，直到十六日，母親依舊很懊悔，她在日記寫：

「週日用火不慎的衝擊太大，我到現在還很茫然。事情過了就反省，不振作點便會失智」。

即使有女兒幫忙，但邀請好幾個外國人到家裡，招待料理和主持聖誕派對都不是件輕鬆的事。這個時期，與其擔心失智，應該優先調整衰老後的生活活動，但是之後的一段時間，母親依舊在拓展自己的生活圈。

出版歌集，激勵自己

這一年的日記，雖然仍然有健忘的相關記載，但是母親每天還是很有活力，一個月外出超過二十次，訪客也有二十人左右，且仍繼續學習西班牙語。日記本印刷的英語月分旁，母親還手寫標上西班牙語，April 的旁邊寫著 Abril。

父親離開後五年，母親自費出版歌集《紫藤花》。這本歌集是探討母親生死觀的重要憑藉，雖然有點題外話，但是我想談一下。

這本歌集的內容，收錄從一九八一年十二月父親接受胃癌手術，一九八八年癌症復發、動手術到過世，接著到一九九三年，為期五年母親詠嘆的和歌。母親為了告慰父親，也為了激勵獨自活下去的自己，所以出版了歌集《紫藤花》（見圖表 2-3）。晚年指導母親和歌的橋本喜典老師為歌集寫跋，並發表感想，表示和歌中呈現的靜謐感，是源於對家人的信賴和信仰。母親一定非常高興，不過，父親對抗病魔這件事，為她的信仰帶來很大的考驗。

> 一直說不想插管的丈夫，最後身上還是插滿管子。
> 生病的丈夫旁邊，我獨自閱讀福音書，內心不安卻沒有停止閱讀，
> 兒子來了，延命治療停止，圍繞丈夫等待死亡，
> 管子全部拔除，只待死亡，略側著臉表情安詳。

父親在一九八八年春天接受肺癌手術，原本預定術後可以恢復正常生活，卻在手術完第一週發起高燒，原因不明，經過數週，狀態惡化，還陸續出現併發症，與病魔纏鬥半年後離世。母親和妹妹輪流到病房照顧父親，第一首和歌，寫的是她眼睜睜看著父親病情每下

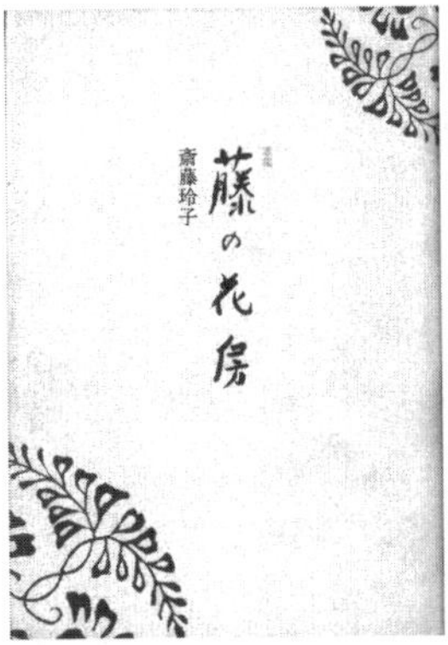

圖表2-3　《紫藤花》，為了告慰丈夫，激勵自己的歌集

愈況，身上的導管、點滴、氧氣管越來越多，內心無能為力的感受。下一首是有關天主教信仰的歌，獲得橋本老師稱讚。最後兩首，寫的是父親在十二月八日過世的當下情景。

我從母親的歌集發現這首歌時非常驚訝，因為描寫的是父親過世的情景。我至今仍記憶猶新，當時我在東京都立松澤醫院服務，上班接到父親的病危通知，花了三個小時，趕到千葉大學醫學部附屬醫院。當我打開病房的門，映入眼簾的是父親配合人工呼吸器的節奏，胸口上下起伏的場景，以及瘦到肋骨浮現的身體。那是為了讓家屬見最後一面，靠人工儀器維繫的生命姿態。兩位年輕醫師和護士覆在父親身上，似乎就在等我的那一句「可以了」，之後他們陸續拔除刺進父親身體的針和管子。

撤除人工呼吸器後，父親消瘦的胸口不再鼓起。醫師和護士把病人服的衣襟合上，行了一禮就離開病房，留下沉默圍繞著父親的我們。不只家人的表情，醫師和護士離開病房的背影，也不再有異樣的緊張，彷彿終於放下心來。自從父親半年前接受手術以來，我第一次看到他的表情那麼安詳。父親住院後，一直待在身邊照顧的母親，她眼中的情景也和我一樣。

住院前一年，父親在庭院搭建藤花棚架，期待隔年春天可以觀賞。為了讓父親出院後可以好好欣賞，母親還準備了藤製躺椅，等藤花開就朝著藤花棚架，荻花開就向著荻花，但是父親一次也沒有坐上藤椅，也沒能看見藤花。《紫藤花》的歌集名稱，充滿了母親的緬懷之情。歌集的最後一系列和歌，已經走出對丈夫逝去的遺憾，充滿平靜祥和，讓我放下心來。

彷彿聽見丈夫說「泡茶」，山茶樹下除草的我停下手，
淡綠春蘭花開，獨自佇立緬懷，
隱隱約約，紫藤花隨風搖曳，捎來故人之音。

這本歌集的封面，是用紫藤花的圖畫，圖畫來自母親臨摹的《故實叢書》的其中一頁。當年母親是東京女子大學的學生，母親的恩師擔心圖書館會被轟炸，所以把貴重的藏書借給母親臨摹，她利用勞務動員（中等學校以上的學生須到工廠工作）回家的無數夜晚，在姐姐的幫助下完成了手抄本。由於是在戰時，抄寫是用簡陋的和紙，但是線裝書頁上畫著平安時代裝束的貴族，色彩十分美麗。

我小學三年級時，某次到母親房間玩耍，偶然拿起這本手抄本。由於線裝書很少見，描繪的圖畫又如此美麗，讓我愛上這本書，它對我的生涯帶來很大影響。橋本老師從這本手抄本中，為我們選出歌集的封面。

這一年，母親的日記有兩件與健忘相關的記述。第一件，是四月與女兒一起去旅行，卻忘記取消與留學生約好的日語課程，另一件是十二月一日，母親寫：

「搭上往西馬込站的列車，卻忘記換車一路搭到押上，繞回東銀座已經遲到了。我是失智了嗎？真是無言」。

母親或許沒有注意到，四月五日和六日的日記有出現重複記述。

四月五日（一）曼努埃爾來電，說他週六有來上課。我完全忘記告訴他週六要停課，真是抱歉！最近真的精神不集中，搞不好是失智，真擔心。巴西（Brazil）的南希寄來可愛信件，心情好了點。想趕快回信，上面卻沒寫住址。再拜託明美幫我查一下。

四月六日（二）巴西的南希來信。字一樣很漂亮，很可愛的信件，還附上照片。內容寫她做設計工作的事。沒有寫住址沒辦法回信，要找誰問看看。好像感冒了頭很痛，白天稍微休息一下。

南希寄來的信沒有寫住址無法回信，這件記述明顯有重複。這一年的日記本是一週一頁的橫式書寫格式，四月五日的下面欄位馬上就是四月六日。也就是說，母親在寫六日的日記時，沒有注意到內容與五日的一樣。

再到蒙古上墳

七十歲的母親，生活依然忙碌，一個月外出超過二十次，訪客超過二十人，和去年一樣。

接續去年，這一年（一九九四年）也有大事件。七月三十一到八月七日，母親到蒙古給逝於西伯利亞的舅舅上墳。待在蒙古的六天，母親到舅舅的墓前兩次，還安排三天兩夜的戈壁沙漠旅行，除了與當地人聯誼，也探訪哈拉和林等風景名勝。

距離二戰結束大致過了五十年，這次上墳對母親來說是重大事件。母親對於戈壁沙漠的星空，以及與當地人聯誼的記述都很生動活潑。當時的事情經過，我在前面已經寫得很詳細（第三十五頁）。

這一年母親的日記，有五次失誤的記述。三次忘記與醫院診所有約，東西沒有帶回、轉錯班車各一次。不過，這一年的小健忘，母親沒有悲觀的感嘆「難不成我是失智了嗎？」母親從去年開始，越來越常提到身體不適，這一年也很多。日記更頻繁出現醫院診所的名字。每當有重大活動，母親的心情會很雀躍，但是隨著年齡增加，身體的感受還是騙不了人。

人老了好寂寞？

一九九五年沒有大事件，母親平靜的度過，這年已經七十一歲，照樣頻繁外出，也持續參與各種活動。訪客略有減少，因為來學日語的留學生少了一些。

這一年的七月二十一日至八月六日，母親為了照顧長姐暫住在小淵澤。與大阿姨同住的兒子，因夫婦計畫移民紐西蘭，跑去當地勘查所以不在家。這十七天的照護經驗，讓母親開始思考自己的衰老的身體。

「最後大家什麼事都不讓姐姐做，也沒有朋友，彷彿脫離家族一般。孫子們雖然會幫忙和表示親近，但整體來說還是跟不上大家的感覺。人老了就是這樣嗎？覺得好寂寞。（七月二十三日）」。

大阿姨比母親大十歲以上，對母親來說就像媽媽一樣。七十一歲的母親想到自己十年後的情境，就覺得感同身受。不過十年後的二〇〇五年，母親又是怎樣呢？這是後話。總之，在照顧長姐的這兩週，母親覺得自己還談不上老。

母親這一年的日記，總共有四次失誤，兩次搞錯聚會時間而遲到，一次在日曆寫錯聖誕演奏會的日期，整整差一週，去到現場根本沒有人。還有一次打算製作美乃滋，結果失敗兩次。每次遇到失誤，母親都會感嘆「這陣子開始失智了嗎？」、「連料理都做不好，真沒用」、「一定要注意不要讓自己太累」。順帶一提，不只在這一年，母親健忘的記述都會集中在同一個月。或許在狀態不好的時候，母親特別擔心自己健忘吧。

忘東忘西，是銅鑼燒事件害的嗎？

一九九六年也是平穩的一年。母親一樣生活充實。訪客一個月大概十人左右，與去年一樣。外出超過三十次，大致以教會和短歌會的活動為主。上日語課的留學生人數雖然變少，但是其中一位學生曼努埃爾，除了學習日語，也開始教母親西班牙語。母親還到附近的體育社團，參加銀髮有氧健身操課程。

這一年二月初，母親長年參與的歌誌要出五十週年紀念號，所以寫了先前訪問蒙古的旅行記投稿。除了自己的紀錄，還附上資料對照，文章非常嚴謹。

二月中旬，住在小淵澤的大阿姨身體狀況惡化過世。自從知道大阿姨狀態不好之後，母親好幾次往返船橋和小淵澤，就連喪禮的彌撒和入葬，也幾乎由母親打理。

三月二十九日至四月七日，母親在順天堂大學醫院接受白內障手術。由於是部分麻醉，母親可以詳細記述手術時發生的事，看不出環境變化和手術壓力，有對她的認知能力造成影響。九月，住在東京老人安養中心的大舅被診斷罹患癌症，母親也與大舅媽一起細心照顧大舅。

這一年，母親健忘的記述集中在六月。第一件是母親偕同幼兒園同學四人一起外出，卻把在日本橋兔屋買的銅鑼燒忘在電車上。第二件是搞錯聖經學習會和曼努埃爾的上課日期，但是母親沒有深刻反省自己是否失智，而是以「即使洗澡也無法消除疲憊，筋疲力盡，是銅鑼燒事件害的嗎？」和「難得我充滿幹勁要學習，真是失望」的方式輕鬆帶過。

耶路撒冷之旅，累到三天沒寫日記

一九九七年，母親已經七十三歲，生活依然忙碌。母親開始學練字，去年開始的銀髮有氧健身操課程偶爾也會去，還接下短歌會的會計工作，也持續參與東京女子大學同學的古典文學輪讀會。

這一年母親生活的大事件之一，是耶路撒冷（Jerusalem）之旅。母親與所屬教會的神父和信眾，一起參加四月九日至二十日的耶路撒冷旅行。她們九日從成田機場前往巴黎，途經特拉維夫（Tel Aviv）到耶路撒冷。除了拜訪基督教聖地外，也參訪了伊斯蘭教和猶太教聖地，回程到死海享受海水浴，途經維也納（Wien）、薩爾斯堡（Salzburg），最後從慕尼黑（Munich）返回成田。

中東氣候的劇烈變化，對母親的信仰影響很大，她親身體驗了聖經所說的話。母親在旅程中很認真的記錄所見所聞，但畢竟是太累了吧？回國後三天幾乎沒寫日記，直到第四天才慢慢恢復，過了兩週才變回旅行前的記載量。四月二十二日的日記，母親寫：

「照片洗出來了，想要整理卻搞不清楚哪一張照片是在哪裡照的，不知如何是好」。

與一九九四年蒙古旅行前後的日記相比，母親的認知能力確實明顯退化。

同一年還發生另一件大事。九月二日，宛如大家長的大舅，在老人安養中心過世。母親失去父親時，大舅雖然還是大學生，但是他與戰死的二舅、一九九六年過世的大阿姨一起撫育年幼的母親。我和弟弟的名字，也是從大舅的名字「正陽」各取一字而來。

大舅夫婦長年在廣島的大學教書，退休後回到東京，兩人一起入住老人安養中心，生活雖然簡樸，倒也過著自由自在的生活。大舅九十歲，大舅媽八十九歲，由於膝下無子，療養中的大小事、臨終前後，以及接待從外地到東京的親屬，皆由母親安排。由於母親的娘家是俄羅斯正教，於是，拜託東京復活主教座堂（又稱尼古拉堂）的神父主持喪禮，和身後的財產處理等事，也主要由母親包辦。雖然她在日記上說「很累」，但等事件過後，日記的記載量也沒有變少。大舅過世這件事，從數月前的看護、照護，到喪禮後的身後事處理，各種瑣事接踵而來，但是七十三歲的母親，除了維持自己的生活，也妥善處理好這些事情。

母親這一年想必很忙碌，但日記裡，幾乎沒有出現感嘆認知能力退化的記載。二月時提到弄丟手提袋，母親不覺得有什麼，沒有再進一步描述。

話說，這一年日記本的封底原本貼了一小張報紙廣告，這是當年我參與編輯的中山書店刊《臨床精神醫學講座》第四卷的廣告。恩師松下正明和我一起編輯，但是廣告上只寫著「總編輯松下正明」，完全沒有出現我的名字。由於是專業書籍，我應該沒有對母親詳細提起，應該是我偶然說出，被母親放在心上，她從報紙的出版廣告中無意發現的吧。

隔年一九九八年的日記本上，也貼有我參與NHK某節目的相關報紙投稿，這則投稿比上一年的廣告還小，為什麼母親會注意到這則報導與我有關？真不可思議（內容只有節目名稱，根本沒有出現我的名字）。母親對我傾注的關愛如此多，如果我能用其十分之一來對待母親，她的晚年應該會更幸福吧！

上鋼琴課、健身操，看世足

即使母親已經七十四歲，依舊很有活力。由於學日語的留學生人數減少，母親一個月的訪客不到十人，但是她外出的地方多達三十幾處。母親的生活重心一樣是教會活動和短歌會。此外，除了之前一直有在上的銀髮有氧健身操課程、練字、插花和學西班牙語，母親二月還開始到附近的音樂教室學鋼琴。母親完全是初學者，竟然與剛開始學鋼琴的小孫子比賽練琴。母親上鋼琴課那天，在日記誇下海口寫「我希望彈的像理查．克萊德曼（Richard Clayderman）一樣」，顯示她學琴的野心。

順帶一提，母親從九月開始上一對一鋼琴課，這個鋼琴熱持續了一段時間，銀髮有氧健身操課程似乎也是有空就會去。十一月二十六日的日記，母親很開心的描述在銀髮有氧的聖誕派對上，得到一雙橘色的暖腿套。身為兒子，真不敢想像七十四歲的母親，穿著橘色暖腿套跳有氧健身操的樣子！

母親雖然忙於參與活動，但對家事仍保持高度熱忱。母親與上班族的妹妹一起住在兩層樓的透天厝，加上父親原本經營的牙醫診所，居住空間非常大。雖然妹妹會大力幫忙，母親每天還是會親自打掃家裡、整理庭院、洗衣服和做料理。母親幾乎不外食，也不在外面買現成食品。當有熟識的朋友或親人來訪，她還會做果醬，或用庭院的梅子製成梅酒和梅干當禮物。

這一年的日記，有件事讓我有些意外，那就是母親好幾次為了看世界盃足球賽而晚睡。六月十四日的比賽，日本敗給阿根廷，母親寫下：

「前鋒很弱，關鍵時刻沒辦法進攻。雖然很可惜，但輸的理所當然」。

二十六日，日本對戰牙買加，母親提到：

「被先得兩分，已經毫無勝算。休息後進入下半場，表現稍微變好，但是團隊合作和最後關頭都不行，體格也有差距，應該沒希望了。已經過十二點，不看了去休息」。

母親深夜獨自看足球賽，還有這樣的想法，真是越想越不可思議。不管自己的能力如何卻語帶批評，這是母親讓人傷腦筋的地方，也是我的缺點。

八月二十一日至二十四日，母親的短歌會要在千葉縣鴨川市召開全國大會，行程四天三夜。母親也是幹部之一，幾個月前就開始參與籌備。從籌備期間的日記來看，規畫這麼多人參與的團體旅行，對母親來說似乎負擔太重。大會前一天八月二十日，到結束隔天的二十五日，母親沒有寫日記。不曉得是忙到沒空寫，還是太疲憊了？大會籌備不順利，母親表現出「事情不應該這樣啊！」的焦躁感，這或許是接下來認知能力明顯退化的前兆。

這一年也一樣，**每逢大事件或是到處奔忙的隔天，日記經常會出現「好累」等用詞。不知是否自覺體力衰退**，母親在一月二十四日的日記提到，已經寫好臨終筆記，指示家人如何處理自己的後事，具體到連什麼時候通知住在九州的高齡阿姨都已經想好。之後還好幾次改寫、補充這份臨終筆記。實際上在母親過世後，這份筆記真的有派上用場。

九月五日，母親看到鄰居家前停著一臺「山茶花沐浴車」的到府沐浴車，並在日記感慨「照顧老人也很辛苦」。十月六日，母親參訪辻堂的老人安養中心，教母親練字和插花的老師就住在那裡。母親在日記寫「這樣的生活也不錯」。

這陣子開始，她參加聖經學習會的次數變多，我和弟弟也在這一年收到皮革精裝的聖經。母親出現明顯的失智症狀是在更之後，並在十幾年後離世。但在這段時期，母親的許多表現，都彷彿意識到人生即將終結一般，這本聖經也一直放在我的桌上。

這一年，母親有兩次認知能力衰退的相關記載。一次是四月二十六日，記錯約定時間，另一次是十二月二十七日，遺失放有卡片和禮券的錢包。四月的事件，母親表示「這與年齡無關，是我天生的缺點」。至於年末這幾次，由於牽涉到金錢，母親的反應較大，表示：

「雖然是自己疏忽，但是我不知道是怎麼回事。（略）原本在這裡的東西已經不見，應該在家裡的，卻不知道丟到哪裡去了？上了年紀就是這樣嗎？真是可悲」。

義大利之旅，回來卻忘了參訪順序

第一期的最後一年是一九九九年，母親已經七十五歲，成為後期高齡者。母親的日記，一樣用小小的字把格子寫得滿滿。一個月的訪客約十人左右，外出超過三十五次。為了與一九九一年六十七歲的日記做比較，我再次轉載母親四月的第一週日記。用字和記載內容沒有什麼大變化。

四月一日（四）身體狀態還可以，所以去做體操。身體稍微伸展反而變輕鬆，真是感謝。通訊錄打字，要不到磁碟片所以全部重打，有點痛苦。早上打字，下午體操。《白日原野》寄達，七首，好像是橋本老師選編。讀了一會兒。傍晚要去聖週四（Maundy Thursday）的彌撒，趕快收拾出門。深感聖體的神祕。（傍晚重看以色列旅行的相簿）

四月二日（五）耶穌受難日。今天聖經又讀到耶穌受難的悲慘場景。每年我的感受都更深，今年打開相簿，連結現實場景感慨良多。（從去年開始）尤其想起主耶穌移開的那座石門。客西馬尼園（Gethsemane）與岩石墳墓，從地點來看有段距離，但應該是配合旅行社的行程都去了吧。而且遺跡也變成觀光景點，真正可怕的場景已經消除大半了。晚上是朝拜十字架的儀式，今年我也有領受聖體。夜雨，白日有風。今天是土筆會的賞花日，不知道情況如何？

四月三日（六）復活節前夕守夜禮彌撒，用蠟燭舉行燭光禮。教會如果搬到實籾，我就無法像這樣每晚參加聖週儀式了吧〔原本離家僅數分鐘距離的船橋天主教會，要搬遷到搭乘電車才能到的實籾〕。用格外深刻的感觸參加彌撒。小mi負責第二朗讀[1]，她從公司直接來教會。聲音有點聽不清楚，很可惜。

四月四日（日）昨天是復活節彌撒，早上起床還很累，所以繼續休息。下午，小mi開車帶我去掃墓。晚上見到A全家，還帶了書包、帽子來給我看。煮紅豆飯慶祝。真想讓丈夫看看啊！

1. 譯註：使徒書信部分。

四月五日（一）腳趾的雞眼很痛，一直想去皮膚科，後來稍微好一點，所以沒去看診。上午練琴。致電佐野談冰和水的事，商量盡可能減少費用。影印通訊錄，西武講座〔短歌會〕備用。致電岡田感謝贈書。下午邊聽演奏家馬友友的大提琴邊看書。寫和歌。除草。晚上，橋本老師來電，拜託我寫稿。我打算用《一片葉子落下來》（*The Fall of Freddie the Leaf*）寫稿。

四月六日（二）早上去皮膚科。雞眼好像化膿，我去拿藥，腳底的雞眼也拜託醫師除去。原本想去書局，但是提早看完皮膚科，九點半，就到船北醫院做電療。之後繞回西武又買了一本《一片葉子落下來》，也買了廣播的教材。回家後朗讀篠〔歌人、篠弘、《白日原野》代表〕的書。也得準備《白日原野》的原稿，但是要先準備明天西武提交的和歌。晚上又下雨，變冷。小智入學典禮，一年三班。

四月七日（三）早上十點到牙醫診所，請醫師幫我治療搖晃的牙齒。今天是值日第一天，提早前往池袋。途中碰到佐川，與悅子三人在紫苑餐廳吃午餐。悅子放了超多冰塊讓水變冰，老師喝了很多。教室擠滿四十人很悶熱，冰很夠用，但是很擔心大家的反應。之後記帳，稍晚回家。影印補充名冊。

除了去年開始的有氧健身操課程，這一年還參加水中運動課程，西班牙語、鋼琴課程也沒有中斷，真的很努力。至於一對一的鋼琴課，母親很嚮往老師有架鋼琴，甚至也想買一臺放家裡，但是被老師告誡接下來體力會變差，買電子琴就好。不知是否太忙覺得累，從這一年的三月開始，母親偶爾會去做按摩。

從四月初的生活來看，這一年母親的生活重心，也是教會和短歌會的活動。已經是七十五歲的老人，不免讓人覺得會不會做太多事？不過，母親並沒有因為活動太多就隨便應付。「像春天一樣溫暖。梅花開得很好。小蒼蘭也出現花苞，紅梅也開了，萬歲！」看到小小庭院的春意，母親內心仍保有雀躍的感性。與大學同學舉辦的古典文學輪讀會，如同日記所寫「事先做了《蜻蛉日記》的功課。講談社文庫、岩波的古典文學大系都看過，底本應該都一樣吧，居然有這麼多差異，真傷腦筋！」母親依然會比較多本教材做研究。

這一年的大事件，就是十一月十四日至二十一日，為期一週的義大利旅行，母親造訪了羅馬（Roma）、佛羅倫斯（Firenze）、威尼斯（Venezia）和阿西西（Assisi）。與去年的短歌會旅行不同，這次每天確實記錄去了哪裡、參觀什麼，也與一九九七年的以色列旅行不同，母親回國後整理旅行紀錄，由於搞不清楚參訪順序，只好非常辛苦的拿底片的順序做參考。

去年的短歌會旅行，許多不認識的人聚在一起，讓身為幹部的母親操心不已，這一年的義大利旅行，只需要跟著認識多年的神父和教會朋友一起遊玩，所以沒什麼壓力。不過，與兩年前相比，母親的認知能力又更退化，必須花更多時間，才能回想起途中發生的種種。

這一年健忘和出錯的相關記載，從去年的兩次增加到十一次。三次忘記東西，搞錯約定時間、料理失敗、水壺乾燒各兩次，其他事件兩次。三月八日，母親在日記自我反省：

「晚上，瓦斯沒有關好，被漏氣的嗶嗶聲嚇到。還好有嗶嗶聲提醒我，我得更謹慎些，或許工作有點太多了吧」。

年末製作年菜時失敗，在十二月三十、三十一日的日記寫：

「製作昆布卷，處理鯡魚失敗，不小心泡完水就拿來調理，失誤好多」。

「下午準備燉菜，竟把砂糖和鹽搞錯，越來越沒用真悲哀，不得不認老」。

除夕那天的日記，最後寫：

「全部讓小 mi 張羅，年菜也拜託她做。今年也平安度過」。

一九九九年，母親七十五歲，這一年是她人生的轉折點。

2 七十六歲，生活開始脫軌

第二期是七十六至七十九歲。日記出現認知能力衰退的相關記載有二十多次，母親很擔心罹患失智症，她叱責自己，為了適應認知能力衰退，她做了很多努力防止犯錯。母親一方面擔心罹患失智症，一方面又安慰自己上了年紀，誰都可能罹患失智症。接下來直接轉載每年四月的第一週日記。

我絕不要失智

這一年的訪客，每個月是十人左右，一個月外出二十至三十次，與去年相比都沒有大變化。

四月一日（六）以為今天可以見到聰子，原來是明天。我邀了小佐，她和小智一起來訪。小智說不好意思，明天爸爸休息，他們要去旅行。小智玩遊戲、看影片，一直玩到下午。小 mi 晚上不回家，所以我和小佐、小智三人一起吃晚餐。小 mi 做的燉牛肉小智很愛吃，吃了好幾碗肉和馬鈴薯（連預留明天吃的份也吃光），真的吃很多。小 mi 回家很吃驚，剩下的包給 A 當消夜。小男孩真有出息，現在如果長鬍子怎麼辦！

四月二日（日）小 mi 去茶道研修會。在教會與寺田同行。聰子要從大分來，我出門買小 mi 做菜的材料和麵包。買了很多東西，有點累。聰子傍晚來訪，好久沒好好聊天。她先生的弟弟前陣子過世，她來參加四十九日法會所以才見得到她。中島四兄弟中，有兩位已經早逝，他們的母親真可憐，換作是我會發瘋吧。晚上小 mi 也加入我們，大家很愉快。聰子留宿一晚。

四月三日（一）聰子要搭中午的火車回去，所以提早出門。我原本想和聰子一起去看車站美術展覽室的畫，所以跟著出門，途中接到電話，說是需要銀色的和蠟燭[2]。我們只好到上野的批發街邊走邊找，終於在田原町的佛具店找到。

2. 以野漆樹的果實作為原料，先碾製成木蠟後再將其灌製而成。

好像是真宗的特別物件，三支要價將近一萬日圓[3]，因為是僧侶過世要用。後來趕回東京車站，火車也有趕上。真的超忙！晚上yoe〔父親的同父異母弟弟〕生日來訪，準備奶油蛋糕兩個人慶祝。蠟燭六十二支。今天真是與蠟燭很有緣的一天！

四月四日（二）昨天很累原本打算晚起，但是狀態不錯正常早起。早上久違到游泳池走路。稍微有難度的步行鍛鍊滿困難的，但我覺得很有趣，努力練習。以後就專門練泳池步行吧，那樣似乎最好。回程去燙髮，東武的店比我想的還要好，兩千日圓也很便宜，太好了。小mi在上課，所以我都一個人。明天要提交的和歌，終於完成了。

四月五日（三）練鋼琴時，油谷來電，邀我去欣賞雅樂[4]，好開心。早上的鋼琴課，老師修正很多問題。今天篠的講習很早開始，我拜託鋼琴老師提前上課，所以來得及。三谷、長谷川、谷等人都有參與，他們都很傑出，令人折服，但是老師也很有氣勢，我們更不能大意，這是良好的刺激吧。耗費很多時間，非常累。晚上小mi會晚回家，我做了焗烤。提交出去的和歌，可以用傳真送出修正部分，太好了，以後要注意。感覺快要感冒，要小心。

四月六日（四）早上久違的認真打掃家裡。到市公所領取年金證明。明天要參加土筆的吟行會，買了做三明治的材料後回家。吃午餐時流鼻水，很傷腦筋。吃 PONTAL〔鎮痛、消炎、解熱劑〕。明天的遠足取消，在家休息。

四月七日（五）還好有休息。一整天身體狀況都不好，睡睡醒醒。不過我還是寫了和歌的感想，寄給栗田致謝，這件事我一直放在心上。雜誌《短歌》已經影印備份好，寄給大川。前陣子寄的《金子美鈴詩集》，他好像很高興能收到，真是太好了。今天上午有點陰陰的，下午放晴。土筆會的吟行會好像順利舉行。夜晚，池上致電慰問，真是很體貼的人。準備曼努埃爾明天的考試內容。

母親依然忙得團團轉，一直想嘗試新事物，但是體力已經明顯跟不上，參與盛大活動後，日記往往出現「好累去睡」的記述。二月七日，母親的生活費超出

3. 全書日圓兌新臺幣之匯率，皆以臺灣銀行在二〇二三年十月公告之均價〇·二一二元為準，約新臺幣兩千一百六十四元。

4. 雅樂是儒家六藝之一，在奈良時代自中國傳入日本，隨後經模仿及融合而產生。

預期，她很擔心，表示「看來是頭腦轉不過來，多了不必要的支出，這一年必須更小心注意」。八月，母親在日記寫「不學西班牙語中級了。單字好難，跟不上」、「游泳課，差不多可以結束了」，顯得有些氣餒。話雖如此，母親也只是放棄了新學的游泳課，還是有在維持水中步行的訓練，西班牙語中級的視聽課程最後還是接著上。

母親的求知心依然旺盛，日記上寫她要重讀整部《源氏物語》，還讀完作家大江健三郎的《曖昧的日本與我》。有趣的是，每次選舉，母親都有一、兩句相關感想。這一年，母親在十一月的欄外寫「在野黨提出森內閣不信任案遭否決，因為加藤氏的半途退出而落幕」。年邁政治家因政爭失敗而痛哭，可以想像母親邊看電視邊憤慨的樣子。

這一年，母親國內旅行三次。第一次是七月七日至七月九日，母親第一次與孩子們的家族全員出遊，去了福島的裏磐梯，母親非常高興，在日記寫下當時情形。秋天十月去了九州，十一月則是去京都和奈良。這兩次旅行，從住宿、買票和旅程安排，幾乎都是母親獨自完成。十月的九州旅行，母親與三位大學同學一起出遊，從鹿兒島機場進入都城市，參訪同學經營的社會福利設施，十一月的旅行，則是與住在大分的阿姨一起去。

現在回想起來，二月發生了一件大事件——母親與長期光顧的和服店有了付款糾紛。

二月二十四日　結城屋通知襦袢[5]做好了，到店卻說還沒付清三萬日圓。家裡明明有收據，真是奇怪。總覺得無法再信任這家店，很討厭！

三月十八日　傍晚正彥來，說他重新付款給結城屋。對方出示帳簿，毫不讓步，爭辯也沒用，所以最後還是付錢。我雖然受到打擊，但是正彥的處理方式說不定才是對的。我雖然不滿，但是我已經委託正彥處理，他也圓融的與對方溝通、幫我付錢，還大老遠跑來，我很感謝。晚上，M說被A罵了，A也過段時間就會明白吧。大家都很擔心我的事，真的很過意不去，我絕不要失智，必須注重身心健康。

三月二十日　一個人越想越委屈。錢付了也好，但我希望正彥當時有堅定

5. 譯註：穿在和服內的貼身襯衣。

的對店裡的人說：「我母親不是那種三萬日圓也不付，還能心安理得過日子的人！」弄錯也好，付錢也罷，眼看著被對方誤解，我的人權怎麼辦？正彥有幫我講這些話嗎？這種委屈我應該無法忘記吧。時逢四旬期，我要拿忍辱的主耶穌當榜樣，改變思考、不要再糾結小事，我真是軟弱。

這是從日記摘錄下來的一部分，看到這段期間的日記，我很吃驚！母親在日記中，好幾次對我和弟弟隨便處理付款糾紛表示憤怒。日記中提到的結城屋，是專門負責和服訂做、染色和修理的商店。母親不僅與其長期往來，也經常委託他們工作，彼此有一定的信賴基礎。

對方或許覺得母親是熟客，才會那樣說話吧？正常情況下，母親應該會在第一時間講點挖苦的話，把錢付了避免爭執。不過，當時對方說是母親的錯，而我最後妥協並付了錢，這種行為傷害母親的自尊，讓她既悔又怒。每次讀到這段，我從字裡行間都能感受到母親的激烈憤怒，以及隱隱透露出年老的哀傷。

我不應該下班後直接去店裡付款，再跑去和母親報告，要是在付款前，我可以好好聽一聽母親怎麼說，或許事情可以更圓滿落幕。我缺乏體貼的言行，摧毀了母親搖搖欲墜的自信心。

這一年的日記，顯示認知能力退化的記載比去年倍增，多達二十三次。結城屋事件的相關記載就出現好幾次。具體失誤有十七件，兩件與金錢相關，四件在家裡遺失東西，三件於外出時忘記或遺失東西，四次搞錯約定時間，三次則是料理失敗或是偷懶省略步驟，一件其他。

與先前不同，這一年搞錯約定時間，已經造成對方和周圍人的困擾，弄丟東西也會麻煩到別人，而搞丟家裡的鑰匙，也得請人換新鎖。與以往稍微的疏忽不同，情況已經變嚴重，母親的反應也不一樣。前述的結城屋事件，母親的反應很激烈，其他類似「真的太常弄丟東西，變得很沒用」、「寫有北斗（父親弟弟之子）電話的紙弄丟了，太健忘」、「我果然開始失智了嗎？好悲慘」、「最近老犯錯，好像要失智了，我好累」的負面情緒也變多。

與去年和更之前相比，這一年的外出頻率和訪客人數，似乎沒有太大變化，但事後回過頭看，其實這一年是巨大的分水嶺。

搞錯簡單的字，要警惕！

二〇〇一年，訪客人數是至今為止最少，一個月減為兩、三人。不過，外出次數卻超過三十次。這一年的生活重心，一樣是短歌、信仰和鋼琴。游泳池和體操的相關記載變少，不清楚是沒去了，還是沒特別寫。

四月一日（日）突然放晴。福島一基的執事晉鐸典禮[6]。由森主教主持，岸神父、大勢神父也在，典禮熱鬧中有嚴肅，福島也變得很優秀，大家都很替他高興。他的雙親也大致放心了吧。我一直想讓小 mi 參與這種典禮，但她好像很累，就讓她休息了。晚上做牛肉燴飯。

四月二日（一）白天練鋼琴和看書。傍晚和山川去欣賞橋本祐子的演奏會。遇到很多《白日原野》的朋友。坂本感冒在家休息。音樂很柔和，電子琴好美，與長笛的合奏也很棒，是近代爵士風的合奏。祐子真的好美！

四月三日（二）因為偷懶了一陣子，所以用吸塵器清理家裡，幫花和盆栽噴藥，簡直大工程。洗完毛衣就躺平了。到 LaLaport 買東西，回家吃完午餐就累癱了。睡了一個小時左右的午覺，終於清醒過來。傍晚改褲子腰圍，用宅配寄圓法國麵包（Boule）給大下，晚上看書。明天要與龜井見面，學習久美子和邦子的智慧，擬定計畫。

四月四日（三）與龜井相約在東京車站會合，再前往山種美術館。昨天邦子告訴我有櫻花展，展覽日本畫。這裡展示許多偉大畫家的名作，是小而雅致的寧靜美術館。回程到千鳥淵賞花，回到東京車站，在大丸百貨吃了稍遲的中餐，好好聊了一會兒，很愉快，也有點疲憊。明天是葦之會〔與東京女子大學日本文學科同學在成城舉辦的古典文學研究會〕。接下來又要針對讀本事先調查。碰到原澤。

四月五日（四）早上去剪髮，提早剪完，多出的時間到書店逛逛，發現石上露子的書，與松村〔緣〕老師〔東京女子大學的恩師〕也有關係的書，看起來不錯，雖然貴了一點（五千五百日圓），還是買了。前往葦之會途中，在電車上一直看這本書，忘記轉乘快車，時間差點來不及。原澤有來，我很高興，但還是提

6. 任命為神職人員的聖事。

不起勁。不安。今天大家聊很久，古典文學研究只有我做分享就結束了，但偶爾這樣也不錯。回家已經七點。趕緊吃晚餐。準備明天的吟行會。

四月六日（五）土筆會的吟行會賞花，前往新宿御苑。北村久違出席。坂本身體不適，午餐後的短歌會結束就提早回家。櫻花盛開，差不多要開始凋謝了，但是紅色白色、枝條下垂，各式各樣的櫻花好美！還有海棠、桃花和棣棠花等競相爭豔。北村告訴我稀有的日本落葉松氣根、鬱金櫻和大島櫻，好久沒這麼開心！傍晚到牙醫診所修理假牙。范來電說明天請假，剛好我很累，太好了。

四月七日（六）范請假，讓我得以休息。今天開始「聖經一百週」的讀經活動，一整個上午讀好幾次《創世紀》（*Book of Genesis*）一、二章。我覺得這樣很好。以前只是讀過去，現在發現很多問題點。不過內容太多、講得太雜，腦袋一片混亂。不能再稍微簡潔一些嗎？好累啊！晚上到教會告解，也參加了聖枝主日彌撒。

這一年母親的學習熱情和好奇心依然旺盛，持續參與展覽會和音樂會等活動。雖然比較少邀請客人到家裡，但還是會約見朋友和熟人，見面人數也和之前差不多：短歌、教會相關熟人，幼兒園同學四人組，女子大學的同學等，還有我畢業以來完全沒往來的國中朋友的母親！

三月十八日，母親終於買了一直想要的鋼琴。

這一年母親幫忙處理好幾次親戚和熟人的喪禮，尤其是大舅媽，一九九七年大舅過世後，她一直在老人安養中心生活。她臨終時由母親照顧，喪禮和納骨也一手包辦。不過，每次喪禮和納骨儀式結束，母親都在日記寫「還好有緣幫忙才圓滿結束」，或許母親已經不放心獨自處理吧。

這一年母親的生活看似一切如常，其實顯示認知能力退化的記載已經變多，去年有四次搞錯約定時間，這一年增加到七次。

二月十四日　搞錯早上的鋼琴課時間，提早了三十分鐘，十點就跑去，又失誤了。

九月十三日　以為今天是週三，結果是週四。難道我得了阿茲海默症（十日正彥上電視，談年輕型失智症）？

忘記收拾重要物品的記載也有兩件，還好有與妹妹一起找到。母親發現東西不見時，一開始是趁著妹妹還沒發現，自己想辦法到處找，直到找不到才請妹妹幫忙，這種情形發生好幾次。

八月十三日　幫小mi保管的印章和保險申請書不見了！昨晚開始拚命找卻找不到。今天一整天也在找，因為很重要所以特意收在不顯眼的地方，但是想不起來收去哪裡，翻遍了就是找不到！

八月十九日　小mi休假，所以到我房間幫忙找印章。小mi說：「找到了喔！」原來放在練字桌旁立著的編織袋裡。印章我很仔細的收在小布袋裡，保險文件則放在塑膠文件夾裡，我一直以為是在牛皮紙的信封裡，可能有掃過一眼，卻不知道就在裡面。終於鬆了一口氣。必須改掉偏執的壞習慣！

像這種東西自己收好卻又忘記放哪時，就會直接亂想成東西被偷，還經常跟消費合作社重複訂東西，同樣物品堆了很多。有時搞錯很簡單的漢字，還被留學生提醒，母親除了很丟臉，還會不安的自問：「我失智了嗎？」同時激勵自己

「必須把字寫對，要自我警惕」！

這一年比較明顯的是料理失誤的相關記載。在我們小時候，因為生於儉樸年代，加上父親每天都在家工作，所以母親都會準備三餐。我們家還有護士和幫傭，雖然吃飯人數多，但母親幾乎不叫外送，或是買配菜回家。「外送」這個詞，還是我從電視動畫《海螺小姐》學來的，我們家沒有這種概念。不過，這一年的日記，有好幾次從百貨公司買配菜的記述。

十一月十三日，母親從船橋的家到世田谷同學家拜訪、參加《伊勢物語》的輪讀會，下午四點半離開。當天晚餐，母親寫「小 mi 去學插花，我回家時買了奶油可樂餅，吃了之後，覺得現成的食物果然不怎麼好吃」，母親似乎覺得做料理很累。六月二十日，母親參加一整天的短歌會後，在日記寫「回家後，覺得太麻煩了，所以煮雜炊飯，雖然是消費合作社的食物，但是加上蛋糕再配一杯咖啡，就這樣解決一餐」。

母親這一年的日記，出現好幾次「太麻煩了，所以煮雜炊飯」。二月十七日的日記，由於妹妹在家幫忙做晚餐，母親寫「今天小 mi 幫忙做晚餐，太好了」。從最後的「太好了」，可以看出母親是真心鬆了一口氣。七十七歲的女性，一整天在外面忙得團團轉，傍晚回到家只想做雜炊也不奇怪。不過，這一年母親在料理上的問題，不是只有偷懶而已。

四月三十日　摘了庭院的蜂斗菜與筍子一起煮，最後焦掉了。自己真是沒用，但更重要的是用火安全，一定得十分注意，不能有疏忽！晚上心情頹喪。

五月一日　昨天煮失敗的蜂斗菜，這次與橐吾一起煮。小 mi 叫我要用計時器，所以這次有成功，但是又有別的東西煮壞了。真的很討厭！

九月二十四日　小 mi 會在晚餐前回家，我打算炸天婦羅，但是想到最近的情況有點怕怕的，還是不做了。就這樣吧，如果疏忽的話會出大事。

十月十一日　料理做不好，好沒用。最近明顯變差勁，好難過。就算拚命做了，味道還是不對。

十月十一日這種料理做不好的情況有許多原因，可能是執行能力障礙使調理步驟出問題，也可能是記憶障礙導致忘了加鹽，或是忘了已經加鹽，結果又再加一次。鍋子燒焦也一樣，這是記憶力出問題，忘記爐子開著火，同時也是因為一次做多件事，注意力分散，都與認知能力退化有關。會害怕炸天婦羅，是因為意識到用火熱油很危險吧。母親還有兩次在不是做料理時被燙傷，這類事件也動搖了母親的自信。

除了煮飯，這一年還有兩件事證實母親的執行能力退化。第一件事，母親從去年年底開始編織孫子的毛線帽，卻遲遲無法完成。母親的編織很厲害，小孩的帽子，通常一個晚上可以編好，這次卻重編好幾次才完成。

另一件是教會活動「聖經一百週」的挑戰受挫。此活動於一九七四年，由勒多爾茲（Marcel Le Dorze）神父發起，目標是用一百週，讀完舊約聖經和新約聖經。

四月七日，母親在日記寫下「今天開始『聖經一百週』的讀經活動，一整個上午讀好幾次《創世紀》一、二章。我覺得這樣很好。以前只是讀過去，現在發現很多問題點」，展現出積極態度，可是接著又寫「不過內容太多、講得太雜，腦袋一片混亂。不能再稍微簡潔一些嗎？好累啊！」可以看出母親沒有自信讀懂。實際上，母親在聖經一百週似乎很難跟上進度，同年的十月二十五日就宣告放棄。

母親經常一時興起什麼都想參與，難免遭遇挫折，其實也不難理解。不過，母親卻顯得徬徨不安。

十月二十五日　聖經一百週活動太困難，我決定放棄。致電告知山上，他意外乾脆的答應，我鬆了一口氣。難道他早就猜到我會放棄？

母親應該以為會被挽留，想了很久才決心打電話，沒想到對方卻爽快答應。如同母親所寫，這半年的讀經活動，她根本跟不上，周圍的人應該也有意識到。雖說如此，這場聖經一百週的活動，母親之後也在大家的協助之下，辛苦的持續下去。

這一年的九月十日，我剛好上NHK的教育節目談年輕型失智症。

九月十三日的日記，母親寫下「以為今天是週三，結果是週四。難道得了阿茲海默症？」母親應該是一邊擔心，一邊聽我在節目上講解阿茲海默症症狀，然後對照自己的近況吧。在那之後，我每年都上好幾次NHK的教育節目。去年為止，母親在日記提到節目，只會寫一些自以為是的主觀意見，或是很高興的說，有熟人看到節目。不過，這一年的反應卻不同。

我們吃著母親親手做的料理長大，也穿著她做的衣服上學。對母親來說，料理和裁縫都是生活的一部分，也是人母和主婦的身分認同。三十年前我在倫敦留學，母親和妻子一起寄了顏色不一樣的手編毛衣給我當聖誕禮物。直到現在，一到冬天我就會拿來穿。從去年開始，母親的內心逐漸出現小小不安，直到這年逐漸擴大，不久就像烏雲一般，籠罩著母親的心。

事到如今，已經可以確定母親罹患失智症。妹妹應該也注意到母親的異常，我住的地方離老家不到兩小時的車程，我卻沒有正視現實，把妹妹的擔憂當成耳邊風。

這一年除夕，母親在日記最後寫下「不曉得是不是失智，嚴重的健忘和偏執經常讓小 mi 困擾和焦躁」，同時暗自下定決心「太危險了，以後不要再炸天婦羅」。即使如此，母親在「今天女兒會早點回家」時，還是會想著「我就再試一次看看吧」！

一想到母親獨自在黃昏的廚房思考的身影，我忍不住流下淚水。在我小時候，母親要準備家裡五個人，加上護士和幫傭的多人份晚餐，即使用餐人數不定，天婦羅也炸得上手，那曾經是母親遇到緊急情況的絕招啊！

我想去住東京的老人安養中心

這一年，母親也花很多精力在短歌會、教會活動、鋼琴課和西班牙語講座，游泳池走路也持續進行。母親的生活表面上沒什麼大改變，但是因為認知能力退化，出錯情況變多，她開始在意自己往後的生活，體力也明顯下降，到診所看診的頻率變高。

四月一日（一）新學期，電視的晨間劇換了，小智也升上四年級。很多衣服要洗，綠扛去洗了。打掃後去買教材，把章一郎老師的西行相關書籍歸還大野。還有消費合作社的事，總覺得很忙。這週又有鋼琴課，好累。開始讀《保元物語》[7]。有點要感冒的感覺，早早去睡。

四月二日（二）發燒一整天提不起勁。不過讀完了西行[8]相關讀物，再看《保元物語》最精采的部分，想起其中關連。下午《白日原野》送達，所以拿來讀。很厚一本，是〔漥田章一郎〕老師的追悼特輯。也有刊登川上夫妻倆、佐佐川和大村的文章，可以想見橋本〔喜典〕老師的苦心。很棒的紀念特輯。下午一直躺在床上。

四月三日（三）早上如常起床，但沒有食慾，早餐放到中午才吃。讀《白日原野》、打電話。鼻水流不停有點痛苦。池本來電。致電原澤、飯森。受邀去園遊會，才考慮要不要去，就聽說二十八日是北村的歐石楠會，大上也有事，搞不好會取消吧？早點休息。

四月四日（四）早上去皮膚科，因為一直好不了所以去看診。雖然又給我一樣的藥，但總算放心下來。雖然沒發燒，但是鼻水流不停，眼睛也睜不開，白天就躺著休息。睡很久。下午三越百貨送來預訂的絨毯。在三越百貨一堆華美的物件中看到這件絨毯時，覺得沒很好看，但是拿到房間攤開來，雖然不到很滿意，也還算順眼，比起地板殘留著釘痕好得多，很開心。由於我生病，把絨毯鋪到床

7. 講述日本戰爭編年史或軍事故事，以及保元之亂的事件和著名人物。
8. 平安時代末期至鎌倉時代初期的武士、僧侶、歌人。

下真是有些吃力。旅行前夕還感冒，真傷腦筋。也向鋼琴老師拜託延期。讀完西行的書，接著讀《保元物語》，很有趣。《白日原野》章一郎老師的追悼特輯也寄來了，厚厚一本，可以讀好久。

四月五日（五）鼻水終於停了。雖然沒發高燒但是身體相當吃不消，白天也睡很久，今天下午也在睡，精神終於好多了，晚餐做親子丼。小 mi 在學校會晚點吃飯，我就沒有幫她準備。久違的外出，到 LaLaport 買麵包，搭公車回家。總覺得很散漫但沒辦法，必須趕快讓自己好起來。晚上致電 jyonko〔如一、父親的弟弟〕。寄送姐姐小時候的照片。

四月六日（六）齋藤淳送筍子來。他人很好，真感謝他，大大小小加起來六根左右。分給內野、加山，拿給山本時，我跟他說千間神社的筍子從庭院長出來，他很吃驚的拿回家了。之後用米糠煮。然後到聖經一百週的讀經會。早上忙了一陣子，在那個時間好好讀經。雖然跟不上預定進度有些苦惱，但是大家都給我好意見。收到撒母耳（Samuel）的畫像，和內山在義大利買的〈最後的晚餐〉（The Last Supper）大卡片。很久沒和一群人聚在一起，身體果然吃不消，很早就回家。小 mi 明明在東京的學校，卻比我早回家。週六出門還是太辛苦了。晚餐拜託小 mi 幫我做炸筍子天婦羅，很好吃。晚上邦子來電。我告訴她或許無法參加週一的至現會〔展覽會〕，一如往常聊很久，很愉快！今晚又沒洗澡就去休息。

四月七日（日）感冒來找碴，今天早上沒去彌撒。傍晚A一家要來，所以打掃家裡，小 mi 做了筍子飯。白天和千枝子、駒野一起去買往吉野的車票。今天小 mi 在家，做了優格蛋糕，很好吃。原本想讓小佐看一看我的鋼琴，但是她和小 mi 聊得很起勁，我有些開不了口，可惜……（有一半是因為彈得不好，覺得不好意思）很高興大家來看我。晚上M也有來電。今天好開心！

各位應該有留意到，四月二日和四月四日都提到《白日原野》澪田章一郎老師「厚厚的」追悼特輯寄達。二日已經寄達的雜誌，到四日又再重讀一次，因此誤以為四日才寄達？

這一年的四月九日和四月十日，母親與短歌會的四位好友一起去吉野賞櫻。旅行前，如同先前日記所述，母親讀了西行相關的書籍，到吉野山就在當地探訪西行的事蹟。此外，母親也好幾次與教會、短歌會的朋友去兩天一夜，或三天兩夜的國內旅行。這段期間的日記，以及旅行歸來的日記都很正常。

母親的求知欲依然旺盛，她從三月開始加入《萬葉集》課程。如同日記所寫：「讀了大江健三郎的《在自己的樹下》（一月二十八日）」、「到岩波館（Iwanami Hall）看平塚雷鳥的電影（六月三日）」、「讀了哲學家梅原猛的《諸神的流竄》（十月二十四日）」。

與四年前一樣，母親好像對世界盃足球賽很有興趣，六月四日，日本與比利時（Belgium）首戰，十五日對戰突尼西亞（Tunisia），十八日對戰土耳其（Turkey），還有三十日巴西和德國（Germany）的決賽，母親都寫下評論和勝敗結果。

母親連除了守門員外，其他球員都禁止用手碰球的規則都不懂，卻獨自深夜觀戰，還在日記寫下「足球決賽，巴西對德國，二比〇由巴西獲勝。羅納度（Ronaldo）射門得兩分，德國的守門員卡恩（Oliver Kahn）雖然厲害，但還是不敵。足球熱戰終於結束」。我想像著母親寫日記的樣子，心裡稍微得到安慰。

這一年的日記頻繁出現「好累」的字眼，感嘆和歌趕不上截稿日的情況變多。我把日記中使用的詞彙，根據意思分類，並統計出現頻率（見左頁圖表

圖表2-4　日記中出現的詞彙數變化

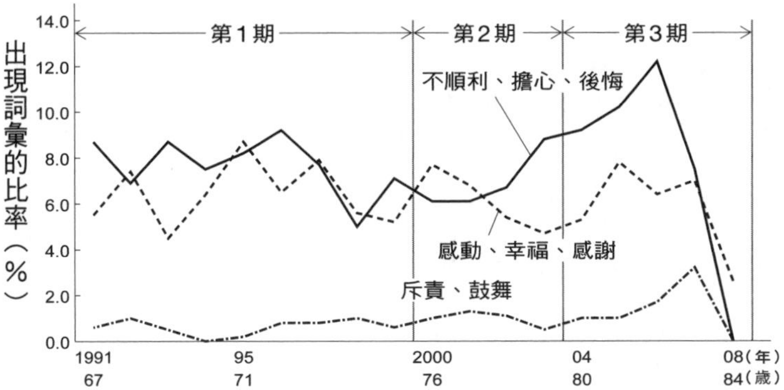

2-4）。以二〇〇二年為界，「不順利、擔心、後悔」的詞彙開始變多。

以往幾乎每天都會寫日記，在這一年的九月一日至九月九日，有五天寫不到一行，剩下五天則是什麼都沒有寫，八月下旬，母親每天依舊非常忙碌。

八月二十四日至八月二十六日，母親參加同人誌《白日原野》的研修旅行，從二十二日就開始相關準備，還在日記寫下「為了不弄丟東西，要像小孩子一樣自我提醒」。二十三日又寫下「明天就是《白日原野》大會，做行前準備，大致完成。為了不弄丟東西，或是忘了收拾，要好好自我提醒」。在這件事前後，母親好像突然想重寫遺書，在日記寫下「遺書大致看過，又把它封好。存摺方面沒有變動」，二十四日至二十六日中午前都在短歌會，直到二十六日傍晚才回家，二十七日至三十一日為止，連著幾天日記都出現「好累」、「早睡」、「睡很久」等字眼。三十一日，母親雖然在日記寫「好好的午睡了一下，稍微有精神」，到九月一日週日，卻又提到「下午到東京復活主教座堂，富久子來找我，一起祈禱。用餐後道別，回家躺平」，二日則是「好累躺平，一直睡」，四日寫「忘了西武（短歌會）這件事，大下來電」，六日「母親忌日」，七日則是「正彥晚上來看我的身體狀況」，都是一行不到的記述內容。三日、五日、八日和九日，則是一個字都沒有，其中並未提到有去找家庭醫師看診，也無特殊症狀，或許母親只是累壞了吧！

這段時期，母親生活上最大的問題，就是身為七十八歲的老人，參加太多活動，過於頻繁外出了！現在回過頭看，這段時期的母親，好像覺得自己必須認真做點事，彷彿被無形的壓力驅使著。認知能力衰退的相關記述，來到至今為止最多的二十六件，其中占最多的是有關將來的生活安排，六件。接著是忘記東西、弄丟物品五件，感嘆現況四件，料理失敗三件，記憶障礙相關兩件，搞錯時間日期兩件，寫不出短歌兩件，其他兩件。

這一年，母親開始自覺處理生活大小事的能力不如以往。二月，母親因為銀行保管箱改裝，不知道該怎麼處理。二月十二日，母親在日記寫「三菱（銀行）的保管箱變得超級難用，好可怕。門關起來就得一個人待著。好不習慣」。料理失敗也相當打擊母親的自信。

「打算做壽喜燒，已經開始準備，卻忘了煮飯，跑到超市去買飯。如果老公還在，應該會大罵一頓後拒吃吧（二月十八日）」。

「在消費合作社拿到很多草莓，所以做成果醬。很久沒做，過程中出錯失敗了。第二口好歹能吃。我連料理都做不好，真是沒用到極點（三月十八日）」。

五月五日，叫孫子來慶祝兒童節，母親在日記寫「用新方法煮紅豆飯，滿順利的。還好有拜託小佐教我（因為很擔心失敗）」。除了做果醬失敗，在消費合作社取得很多草莓，說不定也是因為訂錯吧。十一月二十五日，母親在日記寫「消費合作社意外送來好多東西，傷腦筋。我是不是也快失智了。買太多，應該會被小mi罵」。

忘記東西和弄丟東西，是最直接讓母親知道認知能力退化的兩件事。母親在記下失誤事件後，經常會寫感想。一月十三日，母親丟失整包藥，在日記寫下「最近真的嚴重健忘，自己都替自己擔心」。三月五日，買了教科書卻忘在書局，母親提到「真是糊塗到令人生氣！但是這種失誤從年輕就會犯，不是現在才有」。八月十四日，母親表示在找遺失的東西，找遍屋內，最後寫「原本該在這裡的東西卻不知道跑去哪。確實很糊塗，但是我從年輕就是出了名的健忘，經常弄丟物品和出錯，以後會怎樣？真是不安」。十二月十一日，母親一直以為妹妹的存摺不在保管箱裡（後來才知道搞錯），在日記寫「這陣子不是普通糊塗，真是受夠了。必須振作」。做事糊塗、經常弄丟東西，母親硬是說服自己從年輕就是這樣，心裡卻很擔憂，懷疑自己是不是已經出現失智症狀。

搞錯約定時間的情況也變多。三月二十五日，母親與交情好的幼兒園同學四人，一起到佐倉的ＤＩＣ川村紀念美術館，當時為了避免失誤而早起，之後由於太投入準備，竟然比約定時間提早一小時出門。途中母親意識到這件事而下車，後來想到那邊等，於是又搭了早一班的電車。在日記最後，母親寫：

「〔發現太早出門所以在成田機場站下車〕在祈禱和寫和歌中度過時光，但是沒有寫備忘，搞不清楚時間，又搭了早一班的電車。在電車上思考，等想起來已經來不及，所以在佐倉又等了一班車才會合。經常搞錯時間和日期，而且偏執嚴重，真是擔心。我原本時間觀念就很弱，如果不好好注意就糟糕了」。

除了失誤增加以外，這一年的日記還有一點讓人留意——感嘆認知能力衰退，還有對今後生活的不安。

二月十日　有關往後的住處，很想找機會好好談談，但是不知道怎麼向她〔同住的女兒〕開口。兒子們也喬不出時間，無法大家一起商量，所以拖到現在還沒處理。

九月十六日　小 mi 幫我找來正彥和陽彥，舉辦了敬老日聚會。無論如何，大家聚一起比什麼都開心！小 mi 也真可憐，覺得母親都丟給她一個人顧了吧。（略）我只求健康過日子，還有三兄妹感情融洽，無限感恩。

九月二十一日　雖然小 mi 對我很好，也耐著性子與我一起生活，但是我這陣子很無精打采。或許小 mi 覺得很煩，因為我會忘記，她都乾脆不跟我講人名。我還想做張表格貼著，但是很快樣子一變我又想不起來。小 mi 去旅行不想跟我分享，我去旅行的事她也不想聽。我們漸漸變得不合拍。我的遲鈍讓她覺得討厭吧。

十一月十日　沒去教會，御茶之水這邊有老人安養中心的說明會，跑去聽看看。有老師上課為我們說明失智症狀，之後介紹安養中心，我拿了很多手冊回家，覺得有必要先了解一下。

母親一方面努力不想造成同住女兒困擾，在短歌會、教會集會待的不愉快，在家則有趕不上兒女們生活的寂寞感。**我們一直認為母親住在寬敞的家，過著舒適生活，根本沒想過她住到老人安養中心會更開心**。對我們來說，老人安養中心的話題既麻煩也令人擔心，所以我們打算拖著不處理，等到真的遇到問題再想辦法就好（卻沒有具體籌備和計畫）。**我們都沒有正視母親的問題**。

這段期間，只要母親一提起想入住老人安養中心，我就覺得麻煩然後轉移話題。實際上，母親沒有結論，也沒有具體打算，只是想回到自己生長的東京。她覺得到老人安養中心有人照顧生活起居，既不會給女兒添麻煩，還可以頻繁和老朋友見面，應該會比現在更愉快。我聽了覺得不切實際，而且在當下的時間點，就算照母親的意思做，也不會如她所願。

三月三日，母親一位婚後移居千葉的好友，後來入住東京的老人安養中心。母親聽了超級羨慕，她覺得只要住進東京的老人安養中心，就可以逃離眼前厭煩的生活。但是對我們來說，卻是不切實際的計畫。**母親一心想住東京的老人安養中心，其實就是對當下的生活和將來感到擔憂，也藏著對失智症的恐懼**，這些想法都非常具體，我當時卻沒意識到，不，應該是說我害怕意識到，所以沒有正視。十一月十日，**母親不惜缺席教會彌撒，也要去聽老人安養中心的說明會，看似積極強勢，但是當時的母親，已經失去在未來獨自前進的能力**。

母親外表看起來沒什麼大改變，但是內心世界已經越來越寂寞。在之前的日記，母親經常提到寫不出短歌。到了這一年，她開始感嘆做不出有情感共鳴的和歌。十月二十九日，母親在日記寫「不知為何，這陣子沒有豐富的情感，心變得枯竭。完全寫不出和歌」。十二月十四日，母親的身體變差，原本每年都會邀請留學生參加的聖誕派對突然中止。十二月二十六日，母親寫「今年無法在家召開聖誕派對，明年呢？」透露出對未來的徬徨不安。

十二月三十一日，母親在除夕寫下「承蒙大家幫忙，這一年得以平安結束。我已經變得需要人照顧。明年開始，我要好好整理周邊事物，盡可能簡單生活。今年是充滿感恩的一年」。

好沒用、好羞恥、想快點消失

這一年，一個月的訪客只剩下幾個人。母親已經不太找朋友和熟人來家裡，外出超過二十五次，一樣會頻繁去看電影、美術展和音樂會。至於游泳池和體操的記載，幾乎沒有出現，但是仍繼續參加短歌會、教會，以及與女子大學同學舉辦的古典文學研究會。不過，短歌會卻經常因為各種理由不去，或是中途早退。教會的聖經一百週活動，因為周圍人的好意，所以還是讓母親參加，但是這件事在去年已經很吃力，母親也有自覺，經常以身體不適為由缺席。

四月一日（二）一下子就四月了，今天很溫暖所以穿裙子。脫掉褲子終於感覺春天到來。上午，因為前陣子的事故，塗裝工人來修復牆壁〔我們家的牆壁被打滑的車子撞壞〕。牆壁看起來像新的一樣，真是感謝。隔壁在藤岡之後有新住戶入住，追上來只為了拿禮物給我，連名字都沒說就離開。有來打招呼是很好，但是有點……今天的心情像在休假。

四月二日（三）從早上開始整天下雨。冷到不是花開時節的天寒可以形容。早上上鋼琴課。計算上個月的開銷和改短褲子。很久沒做裁縫，機器運作不順很傷腦筋。最後是用手縫，但是機器必須叫修。傍晚到 LaLaport 買明天掃墓用的花、少許食材和麵包。人潮多到令人吃驚。因為是春假吧？年輕人很多。是來買東西還是遊玩呢？

四月三日（四）yoe 的生日，一起去掃墓。（yoe 母親的忌日是四月十九日，提早來掃墓）一起在禿頭天用餐，雖然好吃、料理也充滿心意，但略嫌寒酸？哎呀，還是不要太大方花錢比較好。櫻花盛開。回家後練鋼琴，終於會彈了。收起冬裝，終於要換春裝。目前的衣服也算夠穿，太好了。

四月四日（五）上午學鋼琴，之後到船橋買麵包。到三菱、三井刷簿子和存款。參觀一下服飾店。沒特別買什麼。到處都是櫻花，氣溫有些寒冷。回家後很累，睡了午覺。渡部來電，說第一次讀了《葦》，我很吃驚，她好像一直忙於工作！傍晚開始聖經一百週。我怎麼也看不懂。

四月五日（六）昨天和今天，正木都有來電。聽這次的旅行計畫，參觀石垣島和周邊的三島，三天兩夜。在那之前，姐姐邀我去耶馬溪。一直想與姐姐見面，所以接受她的好意。日程規畫與小 mi 商量。旅行前半小 mi 也能去就好了⋯⋯。傍晚富美子來電，聽起來和往常一樣在病床上對抗病魔，真是什麼樣的人生都有。我身體無恙，沒有什麼好抱怨。小 mi 在教會編輯《豐收》。

四月六日（日）昨夜下雨，原本以為櫻花已經凋謝得差不多，可是小 mi 在往返教會路上時，有經過櫻花樹下拿櫻花給我看，好高興。教會大掃除，八成左右的人幫忙後離去。下午小 mi 整理花圃，我也跟著幫忙。我幫小 mi 修補毛衣袖口，還有把裙子的腰圍改小（萬歲），在家度過一天。很美好的假日。晚上，小 mi 久違的為我做了美味的咖哩雞肉飯。

四月七日（一）因為昨天的風，櫻花應該全部凋零了吧。今天是暖洋洋的春日。上午，額頭的皮膚發炎，所以到皮膚科，雖然病患很多很擁擠，但是醫師很仔細幫我看診，還好有去，拿了口服和外用藥。老醫師前陣子過世，應該很辛苦吧。下午去消費合作社。久違的聽了英語會話廣播，比西班牙語親近的感覺，很愉快。

這一年，一直以來喜愛的短歌會，似乎不再像以往那麼愉快。教會的聖經一百週，也幾乎變成一種痛苦活動。像四月六日那樣，與女兒整天待在一起做家事的日子最安穩。一個人待著，沒有預計要出門，也沒有短歌投稿期限，可以慢悠悠的度日時，母親的心情似乎也很平靜。

八月十四日　從早上就在下雨。日本不會變酷暑。今天不外出，早上打掃家裡，做了除塵撢子。上午勤練鋼琴，加強練習總是卡住的地方。雨下很大無法外出，所以清理抽屜、冰箱等注意到該清潔的地方。這一週沒有外出計畫，著手進行各種安排。如果也能寫出和歌就好。讀幸田文的《木》。

這一年的大事件，就是五天四夜的九州、沖繩之旅。母親拜訪住在大分的阿姨、姨丈，在三位姪子的照顧下，把石垣島、西表島、竹富島和由布島等八重山群島玩了一圈。五月二十日從羽田出發，到二十四日晚上回到羽田為止，日記記載得很詳細，就連欄外都用小字寫了比平常多近兩倍的文章。

回家後，隔天的日記也寫得很認真，與以往的旅行不一樣。或許是由自己人帶著旅遊，所以心情特別放鬆，撇開身體的疲憊不說，精神並沒有很累，玩得很愉快。順帶一提，四月三十日，母親與妹妹兩人到清里旅行、兩天一夜，那時母親開心的記載也多到寫出欄外。

即使如此，這段期間前後，母親的認知能力，明顯以超出正常老化的速度衰退，精神狀態也一點一滴加速崩潰，母親更加意識到自我能力退化。這一年，認知能力衰退的相關記載有二十四次：

「去拿鋼筆，卻被告知我已經直接帶回家了。由於沒有存根，我猜或許是我搞錯，於是在家裡找了一遍，卻沒發現鋼筆。這陣子對記憶力很沒信心，傷腦筋（二月二十八日）」。

「搞錯鋼琴課時間，提早三十分鐘到，給老師添了麻煩。總覺得很常搞混時間和日期，必須多加注意（五月二十八）」。

「向消費合作社下訂錯誤，竹筴魚訂了兩組，還同時送來新鮮藍莓和藍莓果醬。好像是重複下訂的樣子。竹筴魚拿了一組送給隔壁，還好果醬可以久放。這樣浪費真是笨蛋（七月十四日）」。

記憶障礙、定向感障礙等，都是阿茲海默症的核心症狀。失敗沒什麼大不了，母親也想辦法善後處理，但是在字裡行間卻透露出疑惑及困擾。

料理失敗的相關記述也變多：

「這陣子料理越做越糟，失誤很多，都隨便做做。是上了年紀嗎？（四月二十四日）」。

「（為了留學生）從早上開始準備料理，有夠麻煩，是不是因為上了年紀？煮壽司飯的比例，要查找食譜也很麻煩，但是沒有辦法（六月十四日）」。

「處理綠昨天幫我摘的梅子，過程很繁瑣，但機會難得就做了一些梅子燉肉、梅子汁，成熟的梅子則製成果醬（六月二十三日）」。

以往毫不費勁就可以做出來的料理，現在卻很吃力：

「晚上做了中華風糖醋肉，卻忘了按煮飯，所以飯晚點才煮好。不過小mi比較晚回家，好歹來得及。淨是做一些蠢事（八月二十四日）」。

「難得做照燒卻煮焦了，幸好小mi會晚回家。練鋼琴？練不好（十一月十一日）」。

母親知道失誤是因為健忘和時間觀念變差，但是她無法理解，明明都照以往的方式做，為什麼還是會失敗？

「難道是上了年紀？」母親一方面自問，卻又感覺自己腦中正在發生不明的可怕變化。我可以體會母親害怕的心情。某次母親眼睛不舒服，到順天堂大學醫院做檢查，之後致電詢問電腦斷層（Computed Tomography，簡稱CT）的檢查結果。母親在日記寫：「什麼事也沒有，本來想順便請教腦部有沒有問題，但來不及問（二月二十二日）」，這裡仍然展現母親獨有的幽默感。不過，在之後的記述：

「（因下雪預報，取消教會集會）越來越消極，但沒辦法（三月七日）」。
「周圍都在想我怎麼了，好沒用、好羞恥、想快點消失（九月二日）」。
「無論如何我要振作，不可以失智（九月二十六日）」。
「都已經接近人生落幕時刻，卻沒做什麼有意義的事，畏畏縮縮的過日子（十一月二十三日）」。
「差不多該做謝幕準備，痴呆的活著很痛苦（十二月十六日）」。

當母親不斷遭遇失敗，自我評價也跟著下降，失去以往的從容。

相較於去年，這一年母親思考未來生活的記述變少，反而有兩次兒女們擔心母親的將來，聚在一起討論的記述。但是母親沒有像去年那樣寫下自己的希望，而是擔心的觀望著兒女們的結論。九月三十日，母親在日記寫，「孩子們三方會談，決定維持現狀。小 mi 有點可憐。如果找到良人，就會有路走了吧，我也變成累贅了嗎？希望不要失智、不要臥病在床，順利走向人生結尾」。

日常生活的小事也讓母親煩惱：

「到三菱銀行的保管箱拿養老金的證明書。新式保管箱我不會用，很不放心。剛好有別人在場，拜託他教我才辦完事。晚上我對小mi提起這件事，被小mi罵很危險，一定要問銀行人員才行！（七月八日）」。

「計算開銷，不知為何一團亂，怎樣都算不好（十月二十四日）」。

長年接觸的短歌，也已經寫不出來：

「提交的兩首作品都七零八落，很頹喪。被嚴厲批評徒具形式，覺得很無奈。我評論坂本的短歌也不受大家肯定，真是亂七八糟，不想再寫短歌（十一月二十八日）」。

「連短歌也寫不出來。再也寫不出短歌怎麼辦？空虛（十二月三日）」。

寫不出作品，又被別人直言指出，幾次下來，大幅動搖了母親的自尊心。

3　八十歲，受失智折磨的日常

到了第三期（八十至八十四歲），母親長年參與的社交活動已經難以為繼，生活也需要人協助，母親明確意識到自己罹患失智症，對自己越來越沒有自信。

一想到這樣下去我會失智……

五月，母親已經八十歲。這一年春天，我們開始請幫傭協助處理家事。從這一年開始，母親的訪客幾乎只剩下幫傭和我們家人。

母親一個月外出約二十次，但有一半是去醫療機構，或是去一些不需要利用大眾運輸的地方，健身房、電影院和美術館已經很少去。以往母親家常有留學生和朋友來訪，現在幾乎不來了，母親的生活圈越來越小。

四月一日（四）早上去醫院。下次開始是一個人去，所以要記住各種要項。因為身體狀況良好，看診簡單結束，不需要拿藥，看診費八十日圓。託大家的福，治療過程良好，逐漸能走了。馬上回家，小 mi 帶我去濱離宮看盛開的櫻花、油菜花和蒲公英。雖然距離有點遠很累，卻總算有重返社會的感覺。回程中餐吃了天婦羅（caretta 汐留），很好吃。打起精神吧。

四月二日（五）早上，覺得花枯萎、有點可憐，所以雨停時除草。下午運動順便到東武。把雨傘當枴杖用。想著要送給 yoe 的禮物，但沒有頭緒，最後稍微大方的送了高爾夫球衫。明天是他生日，偶爾也要充胖子一下……其他什麼都沒買就直接回家，但是好累。是不是也買點什麼給 A 和 M 家？但是今天已經來不及。傍晚池本來電，我很高興，真是好人。預習下次的聖經一百週。

四月三日（六）溫暖的一天。早上小 mi 休假，得空洗衣服。短歌講座時間變更，沒能聽到。上午小 mi 幫我打掃家裡，我也整理一下庭院。傍晚，由於今天是聖枝主日，久違的參加彌撒。田村神父帶領十三位侍者做彌撒，真是辛苦。把禮品和獻金交給古川神父。復活節的準備總算完成。安心。

四月四日（日）昨晚小 mi 帶我去教會真是太好了。如同氣象預報所說，今天是下雨又寒冷的一天。吃完早餐又睡，醒來時已經將近下午一點，是昨晚太累了嗎？下午一邊看電視一邊編織，由於毛線還剩很多，想著或許可以編被套，但是眼睛太累放棄。想找出一個人輕鬆過日子的方法……今天小 mi 也在家，很悠閒。

四月五日（一）知道保險可以用，所以到三菱拿證明書。以為只有郵貯銀行適用，發現日本生命保險竟然也來得及（八十歲為止），超開心的！不過家裡的電話故障，沒辦法聯絡大家。明天有訪客，後天再送修。明天上午如一來訪，下午石川來訪，所以到東武買東西。回程走路雖然很費勁，但我還滿努力的。接待駒田，我缺席女子大學同學會。飯森來電。

四月六日（二）早上如一來訪，送給我蛋糕還有山上的樹枝，好高興。與 yoe 會合一起去掃墓，非常感謝，我很高興。下午石川來訪。一起享用良子帶來的起司蛋糕，很好吃。有貼心的朋友好幸福。收到大下寄來的信，裡面有庭院的□□照片。我也很高興。今天萬歲！致電日生（日本生命保險），準備手續。

四月七日（三）寧靜美好的一天。祝賀松下、道子姐（母親三姐）病癒。郵寄慰問信給小島。稍微走路好累。吃完點心，現在是筍子的季節，到 York

Mart 買今天要回禮的東西，買了火腿和罐頭。之後煮蘋果。保險手續的文件送來了，很複雜。晚上拜託小 mi 幫我看看。M 來電。yoe 的事、連假的事、討論會，大家都很擔心我。

四月一日記載中出現的醫院，是築地的癌症研究中心中央醫院。這一年二月二十日，母親在癌症研究中心接受胃癌手術。手術前一個月，母親小腦梗塞緊急送醫，醫院在給防止再發的抗凝血劑前，先幫母親做了全身檢查，才發現母親罹患胃癌。以下是小腦梗塞送醫當天的日記內容。

一月十七日　早上，今天十點集合，要去大網的和歌新年會。洗完臉，突然覺得意識模糊，站都站不住。想起窪田老師的情況，想喊來小 mi，卻叫不出聲音。與其說爬，我是滾到客廳，再打電話（從一樓客廳打內線電話到二樓妹妹的房間）。小 mi 從床上跳起來跑到我身邊（有異狀的時候就察覺到了嗎？），她先聯絡栗原醫師，對方說趕快叫救護車，然後幫我安排。坐上救護車後，逐漸可以開口，意識也恢復了。我被送往谷津醫院檢查。是腦梗塞嗎？真是意想不到。下午，小正趕來醫院，病房也幫我換成單人房。

這是從母親早上在自家昏倒，到被送往附近醫院的過程。母親對症狀的生動描寫，以及描述事情的經過，全寫對，令人驚訝！日記或許是拜託妹妹帶到醫院寫的吧。直到出院的一月三十一日為止，母親在日記的欄外除了寫筆記，還用小字記錄在醫院發生的事和檢查過程，以及感想，醫師的說明、有誰來探病，還有收到的慰問禮品等，全部都記錄下來。出院隔天二月一日以後的日記，也都正確掌握事情發生前後的狀況。母親沒有產生定向感混亂，度過這次危機。

二月五日，母親的日記內容如下：

女兒陪我到築地的癌症研究中心中央醫院看診。遇到曾經當外科部主任的同學，他對我很親切。這一天，我確定我真的罹患癌症，於是通知了神父和親近的朋友。

這一年，母親的生活圈又更縮小。一直以來視為人生意義的短歌會交流變得痛苦，在教會也是，安靜的坐著參加彌撒還可以，但類似必須動腦研究聖經的聚會，都讓母親覺得是個負擔。

當不同住的兩個兒子來訪，母親都會在日記寫下「好開心」、「好愉快」，與女兒兩個人待著很開心，都是母親的真實心聲。二月十一日，母親與妹妹兩個人什麼都沒做，悠閒的度過假日，母親在日記寫，「就算到了天國，也忘不了今天的開心」。一月三十一日，母親從附近的醫院出院，二月十八到癌症研究中心中央醫院住院。這段期間，母親重寫了遺書，也改寫了自己的喪禮指示，然後在二月二十日接受手術。

住院期間有寫到晚上的事，我想應該是隔天才補寫的。二十日、二十一日晚上，母親出現譫妄症狀（一種身體醒著，大腦卻不太清楚的意識障礙，接受全身麻醉手術的高齡者，經常會出現術後譫妄）。

母親二十日晚上在護理站度過，二十一日晚上則是在鄰近護理站的觀察室。這段期間，母親雖然記憶模糊，但是日記上的內容大致沒錯。就算是隔天才寫，當時除了母親以外，也沒有其他家人在，所以母親是根據自己的記憶寫下。直到三月四日出院為止，母親每天的身體狀況、餐點菜色、探病的人和收到的禮物，全部正確記在日記裡。從小腦梗塞緊急住院那天，一直到從癌症研究中心中央醫院出院為止，母親每天都有好好記錄。

當初母親在附近醫院緊急住院時，因為混亂搞錯病房，所以才馬上幫她換成單人房。母親在癌症研究中心中央醫院引發術後譫妄，兩個晚上皆由病房護士照顧，我只依稀記得母親當初的狀況不樂觀。所以當我重讀母親的日記，發現她竟然大致正確掌握情況，真的有些吃驚。

出院後，母親把代辦事項分成三項，將住院中照顧過她的人、來探病的人列成清單，致電告知自己出院的消息，以及寫感謝信和致送回禮。三月十二日，母親首次獨自走出庭院做復健。

「在家周圍的水泥地上走。一次走一百步，走了好幾次（十二日）」。

「首次走到家外面，走到郵筒前，沒問題。庭院的小蒼蘭長出花苞，風信子開出紫色的花。手搆不到就放棄了。春天果然到了啊！（十三日）」。

之後，母親增加外出的距離，並把計步器的資訊記在日記欄外。

這一年春天，過完年沒多久，母親就住院、動手術，雖然持續承受各種壓力，日記卻寫得很清楚。或許是因為家裡從去年開始請幫傭，料理和家事有人代勞，也因生病，沒有再去短歌會和聖經研究會的關係吧，母親直接意識到能力退化的機會變少了。

這一年首次出現認知能力退化的相關記載，是在四月九日。次數從去年的二十四件，倍增至五十二件。

手術後，母親努力恢復原有的生活步調，卻不怎麼如意。五月以後，「無所事事」、「一直在睡」、「想去〇〇但最後沒去」、「好累」、「筋疲力竭」、「睡覺時間變多了」，類似記述變多。在教會同仁的好意下，勉強參與的聖經一百週活動，也因為準備很辛苦，到了當天往往因為身體狀態不好而缺席，短歌會也是，就算難得參加，也會因為搞錯時間而遲到，或是疲憊早退。七月，母親退出長年參加的土筆會。

五十二件認知能力衰退的相關記載中，直接感嘆認知能力衰退的部分增至十七次。與認知能力衰退沒有直接相關的嘆息次數也多到數不清。想做的事情做不好，以為很簡單的事情卻搞砸，覺得應該要振作卻無法振作，小失敗一件接一件，打擊了母親的自尊心。覺得到市公所辦事很棘手，「各種瑣事，腦袋搞不清楚，很苦惱（四月九日）」，購物時搞不清楚會員卡和百貨公司會員制的折扣，感嘆「我怎麼那麼笨，真的好沒用（八月三日）」，對疲憊而一直睡的自己，在日記評論，「總覺得一早就在睡睡醒醒中度過，還知道吃，就是腦袋空空很沒用（四月十八日）」、「明明沒怎樣，身體也不會痛，為什麼就是提不起勁，好苦惱（五月八日）」、「為什麼這麼沒動力？無精打采的好沒用（五月十二日）」、「是體力還沒恢復，還是失智了？好煩（八月八日）」。

短歌寫不出來，在日記哀嘆，「寫短歌不順利。我是失智了嗎？擔心（八月二十七日）」。聖經研究不順利，感嘆，「《馬可福音》（*Gospel of Mark*）好難。腦袋鈍鈍好沒用（十一月二十三日）」。裝飾聖誕樹不順利，抱怨，「小 mi 叫我裝飾聖誕樹，覺得有點麻煩（不能講）（十二月五日）」。針對自己認知能力衰退，母親在日記寫，「昨晚心情有點不好，與小 mi 鬧得不愉快。彼此都很焦躁，我也因為腦袋和身體不聽使喚覺得很煩。反省中（八月十六日）」。有時母親也會自我安慰，「很多事變得做不好，是上了年紀嗎？真是有夠沒用。想要順利邁向老年。不要焦急（十二月六日）」。有時則苦嘆「把自己關在家，沒有人來電，也沒打給誰。好像要失智了（十二月八日）」。

這一年，母親在日常生活一出現小失誤就很難補救，一出錯就會引發負面情緒，導致更多事情做不好。母親已經失去信心。

七月十六日　什麼都來不及的一天，短歌也趕不上截稿日期。今後到底會變怎樣，好苦惱。做什麼都來不及，不是普通憂鬱。

十一月五日　〈短歌會的旅行途中〉在蘇我車站轉車時，回頭拿忘在電車裡的手杖，電車門卻關了，一個人被帶往反方向。當我返回大網車站，山野和富山兩人在等我。感謝！一如往常的粗心，好苦惱。

周圍的人應該也開始意識到母親的行為很危險。十一月五日的失誤，在短歌會同好的親切幫忙下平安落幕。

母親到金融機構辦事也變得困難，而且只要忘東西就會不知所措。

四月十二日　日本生命保險的保險金申請，由於資料不齊全，電話又講不清楚，所以直接跑一趟銀行，卻不知為何保險證和錢包都沒帶，費了一番工夫。幸好有帶三菱的存摺，銀行得以確認是本人，在櫃檯人員的細心辦理下，資料終於湊齊。今天小正生日，打算買張卡片，但是沒帶錢沒辦法買。幸好有回數券還能搭電車。

母親的人壽保險期滿，為了領回保險金而填寫資料，過程卻不順利。透過電話語音進行不熟悉的作業時，只要認知能力稍微有問題，效果就會大打折扣。透過電話詐騙，也是因為利用這類語音媒體，會讓已退化的認知能力產生混亂，進而上當。接待窗口的保險公司員工，解救了母親。

五月，母親遺失銀行保管箱的鑰匙，鬧得雞飛狗跳。當時，以母親的能力根本無法順利解決。

五月二十五日　應該是放在家裡的某處忘記了吧……快瘋了！昨天那張寫有No的紙也找不到……一想到這樣下去我會失智，我就越怕！

週六，母親發現保管箱的鑰匙不見，沒跟妹妹說，週六和週日焦急的一直找。週一雖然有到銀行詢問，卻因手續繁雜而退卻，又回家到處找。週二，教會朋友也一起找，還是找不到，只好向妹妹坦白，終於在週三鎖上了保管箱。

母親雖然安心卻也累壞了。之後送來新的鑰匙和卡片，但是母親已經沒有自信保管，去年母親使用保管箱也遭遇困難——進入保管箱室，卻不知道怎麼開，把鑰匙交給剛好在場的人幫忙，才把事情辦好。去年七月八日跟妹妹提起這件事「被罵了」（第一一二頁）。

這一年，還有一件事值得注意，就是母親無法順利操作機械。

八月十五日　必須努力一個人腦袋清楚的過日子。還沒適應新的電話設備，也不會用郵件，一直被罵，哭哭。

十二月二十三日　晚上，宅配送來新的冰箱。今年家裡的電氣設備都壽終正寢。一起壞掉真是傻眼。暖氣、電話、微波爐、洗衣機、冰箱都用不慣，腦袋混亂的玲子。

母親無法順利操作生活中常用的機械，尤其是用慣的東西故障，換新的、更方便的就無法適應。電話、傳真和郵件都不會用，這不只是無法操作機械的問題，也代表和人溝通的手段受到限制。不會使用冰箱和洗衣機，對於負責家事、養育孩子的主婦來說，是一大不便，母親身為主婦，自信受到打擊。

失智症患者往往透過不合理的否認現實，和妄想把狀況合理化，藉此療癒受傷的自我。母親的情況，就是縮小自己的生活圈，無論在家中或是社交活動，都遠離自己沒有把握的事物。

母親應該已經明顯自覺自己罹患失智症。七月十一日，隔壁一向交好的太太住院，母親表示「失智嚴重的好人，住院也好。並非事不關己」。十月，母親在日記上提到，「早上，到旭屋（書店）領取有關失智症的書。是以修女為研究對象的日譯本（十月五日）」、「《明日之友》有失智的文章，仔細閱讀（十月十日）」，母親已經開始閱讀失智症的相關書籍。

我們小時候，年末的廚房是母親的專屬舞臺。只要接近年末，家裡會越來越乾淨，還會放置門松。最後幾天，母親會在廚房製作年節料理。除夕那天的料理最豐盛，等全家人吃完跨年蕎麥麵，一起看《紅白歌合戰》時，還能看到母親在廚房穿著圍裙的身影。母親把做好的料理裝進木盒，再收到沒有暖氣的房間，然後回到客廳，就表示已經準備好迎接新年。

這一年，母親把年節料理都交給妹妹處理，她在日記寫「我已經不插手，只更換一下毛巾和清潔環境，不去打擾女兒（十二月三十一日）」。母親看著妹妹努力準備料理的背影，心裡不知道在想什麼？

這一年的除夕，天氣預報說前幾天會下雨，當天會下雪，所以往年會回家吃跨年蕎麥麵的我，因此沒回去。除夕那天，母親在日記寫下放棄等待兒子回來，並抒發感懷總結這一年。

十二月三十一日　（略）下雪了，正彥沒辦法來。不要互相勉強。新的一年，希望大家都健康。

今年國內外有很多天災，且非常嚴重，到現在還有生死不明的人（印度、非洲、南太平洋一帶）。海嘯造成十二萬人死亡。日本人也有十四人死亡，還有很多人行蹤不明。好不容易新潟才告一段落，卻又發生這樣的騷動。人類雖然做了很多壞事必須受罰，但是一想到犧牲的這些人，我的心就很痛。打從內心祈禱，希望明年是平穩的好年。

這一年蘇門答臘島（Sumatra）地震引發海嘯，造成重大災害。母親一心期待我回家聚餐，而且那天下的也不是讓電車停駛的那種大雪，我卻馬上取消返家。失智症的母親藏起沮喪，還不忘掛心不孝的我，每次讀到這段內容，我都很難過。

這天終於還是來了嗎？

在教會朋友的介紹之下，從去年春天開始，有幫傭會定期來幫母親處理家事。這一年六月，幫傭因為家中有事沒辦法來，曾經中斷一段時間，十二月便換另一位來幫忙。

由於兩位幫傭都不是看護險提供的幫手，所以沒有按表操課，而是彈性配合母親的需求，協助打掃家裡和採買東西，偶爾也陪母親到東京的醫院看病，甚至陪母親說話解悶，我們非常感激。母親非常信任這兩位，這段期間，白天獨自在家的母親，因為幫傭的陪伴得以驅走不安。其實，母親獨自在家的時候，也會隱隱憂愁。

四月一日（五）昨天休息一天，鬆了一口氣。這次看診讓我深受衝擊。心血管研究中心馬上給我資料，我打電話致謝。早上與北村通電話。也向幼兒園的朋友報告住院消息。收到小口寄來的明信片，讓大家擔心我，真是過意不去。住院預計是五月二日？左右。下次看診拜託仲野陪我。小智入學典禮。預習明天的聖經。早上在船整（整復所）接受治療（很久沒去）。午睡。

四月二日（六）今天氣象預報說很溫暖。雖然沒有下雨，但是非常寒冷。一百週間，早上準備一下出門。內容都懂了，大家都這麼幫忙，不加油過意不去。回家後很累躺平。四、五月要住院，所以很忙，必須先做好準備，才不會出錯。總之早點結束比較安心。（早上致電石川，聽說有點傷到腰，走路困難。大家是不是都因為上了年紀？）

四月三日（日）二日羅馬教宗歸天，是位偉大人物。偉大人物離世都很自在、一身輕。今天教會舉辦江部神父的歡迎會，新神父給人感覺年輕清爽，一個人很辛苦吧，高木神學生已經來到教會實習。下午小 mi 陪我去東武看衣服。買了初春的套裝，很久沒買新衣服，都已經這把年紀才想要換新衣，總之先努力讓自己看起來乾淨體面吧！晚上小 mi 做了天婦羅，很好吃。

四月四日（一）早上很冷。明天可以見到如一。為了準備，我提早出門看牙醫，請醫師幫我調整假牙，再繞去骨科，回程到東武買要給如一的禮物，還有給田村女兒們的慰問禮品（明天再託付如一）。下午在家看書，東摸西摸。池本來電，聊了一下子。同學會的通知來了，能去嗎？短歌也得寫一下。

四月五日（二）今天等著如一到來，夫妻倆掃完墓一起來看我，帶了水果蛋糕。沒想到和子〔如一妻子〕會來，好高興。還好我準備了三個銅鑼燒（也有幫小 mi 準備）。由於他們沒有要吃午餐，我只泡了茶招待，時間真的很充裕，如果一起吃飯就好了。如一拜訪船橋的朋友後，要幫我去八王子探望田村，所以把禮品託付給他（收件人寫田村女兒）很久沒見到如一他們，很高興。明天去醫院。晚上 M 上電視。

四月六日（三）到東大醫院。拜託仲野陪我，十點從競馬場車站出發。中午前辦手續和●〔無法辨讀〕。吃午餐，下午做心臟超音波和內科檢查。心臟資料委託重松醫師，兩點佐智子參加完小智的入學典禮來找我，讓仲野回去。拜託佐智子開車載我回家。醫院很大，又做很多檢查，累壞了。仲野參觀完三四郎池[9]就回家了。託小佐跟小智說恭喜。早睡。

四月七日（四）昨天的疲憊還在，一整天都筋疲力盡。（仲野幫我送來洗好的衣服）。終於寫出兩首短歌，寄給西武。下午去買牛奶和優格。終於辦好事。回家又睡，一整天無所事事，不能再這樣懶散下去，但就是提不起精神，好苦惱。今天就算了，但我想養好體力過日子。明天與幼兒園朋友相聚。大教堂（教會）有舉行教宗的彌撒，但是有些累就不參加。

這一年年初，母親的生活相對安穩。雖然生活圈逐漸縮小，但是母親開始參加水彩畫教室，曾經放棄的聖經一百週集會，也在大家的協助下偶爾參加。不過，自從母親五月接受腹主動脈瘤手術後，體力和認知能力加劇衰退，生活情況大為改變。

去年母親接受胃癌手術時，發現罹患腹主動脈瘤。由於腫瘤過大不能放著不管，所以安排這一年五月在東大醫院動手術。三月到東大醫院看診後，就開始做手術準備。看診是拜託幫傭仲野、我妹妹，還有弟弟的妻子佐智子陪母親去。母親承受著往返醫院的疲勞，還會在日記寫看到庭院角落開著花的微小喜悅，和掛念家人的心情，也感謝女兒特意請假陪自己到醫院，不過，母親內心的擔憂始終揮散不去。

四月十三日　手術是五月二日，手術前一週住院，又要拜託大家照顧了。之後要恢復健康，好好振作。

四月二十五日，母親到東大醫院住院。手術前一週，除了家人以外，有很多人來探望母親，她的精神甚至比住院前還要好。二十七日，母親在日記寫讀了與東大有淵源的夏目漱石的《三四郎》，二十九日一時興起在外留宿。

五月一日手術前一天，日記內容是平常的兩倍。吃流食肚子餓，還有實習醫

9. 位於東京大學，原名為育德池或心字池（池塘形狀似心型），後因夏目漱石以東大學生為主角，撰寫小說《三四郎》後，才更名為三四郎池。

生打點滴但弄不好，改請上級醫師協助等，母親感慨，「大學醫院真是有趣」。下午，我們兄弟分別探望母親，母親愉快的在日記寫誰帶什麼東西來，誰從病房的冰箱裡拿了點心吃，最後提到「明天想安穩接受手術。還好心情大致平靜了。要給山川的歌集的歌，還有橋本〔喜典〕老師短歌會的作品，我都拜託小 mi 郵寄」。這段期間，母親可以大致正確想起一天發生的事，還有餘裕愉快的觀察周圍發生的事。比起在家裡獨自度過，待在病房讓大家照顧，情況反而比較穩定。

五月二日，母親接受了腹主動脈支架（撐開血管的醫療器具）置放手術。去年二月接受癌症手術時，從手術當天開始，母親持續以正常筆跡寫日記。但是在這一年，從手術當天的五月二日直到五月六日，卻只有記下會面者而已，幾乎沒有任何記載。直到五月七日才恢復平常的記載量。

五月七日　M（m？）拿卡帶隨身聽給我，他回去我就不會操作，暫且放著。（略）真希望與剩下的親戚好好相處。我到晚年很幸福，但並不是所有人都這樣……。

「M（m？）」，意思是母親不曉得是正彥還是綠，應該是想不起誰來訪吧。父親和母親的家族，都因繼承問題引發嚴重紛爭，所以母親才會感嘆「真希望與剩下的親戚好好相處」。

順帶一提，「M（m？）」的正確答案是M，也就是我。五月七日，我的日記寫著「午餐後到東大。母親從鄰近護理站的觀察室，回到原本的個人病房。點滴也拿掉，看起來與五日很不一樣，情況好很多。陪母親在走廊兩端走路。到傍晚才離開醫院」。當時我拿去的不是卡帶隨身聽，而是MD隨身聽，母親應該不會用。五月五日，我的日記提到「吃完午餐後到東大探望母親。她依然有些意識不清，作息晝夜顛倒」。母親還沒脫離手術後譫妄，沒辦法寫日記。五月八日，我的日記上寫「母親來電，說已經收到母親節的康乃馨」。

母親五月十四日出院，她在日記上表示「非常感謝醫師（重松□□）和護士，餐點也很美味，還交到佐田這位朋友。雖然肚子的傷口還在痛，但可以平安出院很感恩。小正家、小陽家、小mi還有大家，真的受大家照顧了。謝謝。我很高興」。

這次手術後，母親很努力恢復原有生活。五月十七日，是母親八十一歲生日，那天是母親術後第一次獨自外出散步。二十日，母親為了參加與東京女子大學同學舉辦的古典文學研究會「葦之會」，購買了《平家物語》[10]的教材。

不過，母親已經越來越無法出席外面的聚會。她本來想參加短歌會，卻因為中途太累而折返；去了聖經一百週的讀經會，卻覺得身體不適早退，或是出席葦之會，卻因為準備不足無法發表，改由其他人分享。

像這類必須發表個人意見的短歌會、古典文學會和聖經的讀經會等，母親逐漸難以跟上大家的討論。她往往會在好幾天前開始拚命準備，但是等到各自發表意見後，母親的腦袋就會一片混亂，不知道要說什麼，最後引發身體不適，因此越來越少參加。

七月二十四日　不曾像這樣寫不出短歌。淨是湊一些無趣的內容，終於擠出十首。雖然可能已經寫不出來，但是如果放棄會更空虛，只好盡力擠出十首，能有幾首獲得青睞呢？使用文字處理機，很多功能忘了怎麼操作，無可奈何，變得很沒用。我很努力想要恢復到從前的狀態，但是……。

八月一日　讀《白日原野》的特別號。畫圖和鋼琴都不行了。至少短歌還想繼續堅持，但是無法靜下心來。要好好學習，努力不要脫離現狀。

九月三十日　明天是聖經一百週，以往總是敷衍了事，這次投入比較多心思研究，還是看不懂。我對這類研究不是很擅長。總之努力讀吧。

十二月十日　《今昔物語》的集會，今年最後一次。我好歹出席了，但是到我發表時，我講不出話來，只好中途拜託篠原代我發表。回家後筋疲力盡，成城真是遠啊！

短歌、古典文學和天主教信仰，長年支撐著母親的內心，日記中可以感受到母親有多麼拚命想持續這些事物，結果卻不如意。越是急著想努力，頭腦只會更多空轉，身體不堪負荷。她已經難以應付多人談話的場合，就連數年前無論如何也要參加的青山學院，和東京女子大學的同學會，也變得費神。

這一年的日記，認知能力衰退的相關記載有四十九處，與去年大致相同，也有許多家事做不好的紀錄。除了因為健忘而買太多重複的東西、把鍋子燒焦和忘

10. 主要講述平氏家族從權傾朝野，到被源氏家族擊敗至消滅的故事。

記關火等事情，執行能力退化也讓母親很苦惱。

四月九日　傍晚，A來電說在小岩，等一下要來家裡。晚餐原本打算吃小mi做的焗烤，這下麻煩了。急著多做一些焗烤，卻煮了義大利麵，失誤連連。偷懶一陣子，頭腦和手都不靈光了。A吃了我奇怪的義大利麵。抱歉抱歉，Thank you so much!

在我們小時候，焗烤通心粉和牛肉燴飯，是母親的拿手料理。對於突然來訪的弟弟，母親的心情原本十分雀躍，卻因為做出奇怪的義大利麵而沮喪。不過，能兩個人一起吃晚餐，母親應該非常高興。從「Thank you so much」這句話，可以看出母親很興奮。

做料理這件事，必須多工作業。不只記憶力的問題，也需要複雜的執行能力。變得不太會用電器，也是出於相同障礙。

妹妹擔心用火問題，為母親準備了電磁爐，但使用電磁爐，除了需要操作機械的執行能力，加上看不到火源，需要抽象理解能力，所以母親用的很不順手。

這與母親住院時，不會用我帶去的ＭＤ隨身聽是同樣意思。

母親自覺搞砸事情，會在日記中安慰自己，「慌張也沒有用，必須想辦法克服」。衛生紙買太多怕被妹妹罵，就收到隱密的地方，把鍋子燒焦的時候，一想到女兒生氣的模樣就很害怕，彷彿可以看到母親一個人不知所措的樣子。有時母親也有懶得抵抗，直接投降的時候，「晚上一個人在家，隨便吃一吃就好。買了巧克力麵包當點心。（略）一個人好無聊。也沒有人打電話給我。酷暑（九月十五日）」。

電車轉乘、醫院窗口洽詢和金融機構的機械操作，母親已經無法獨立處理。日記中越來越多這類記述。

九月五日　到癌症研究中心診察。很久沒去，有點疑惑是不是從東銀座繞去築地，在車站內不知所措。還好（坐到東銀座的下一站新橋）馬上就想起來該怎麼走。世事變得生疏，好苦惱。雖然櫃檯手續我還會辦，但是我真的膽顫心驚。

十一月二十四日　順天堂看診日。南砂町快車不停，所以過站又折返。老是做蠢事。醫院的櫃檯有些改變，不知道如何是好。（略）很久沒來，忘記如何辦手續，最後只得用自由就診[11]，令人無語。筋疲力盡回家，到了船橋搭計程車回家。

十二月二十一日　上午到銀行整理財務，好多手續要辦，傻眼。來就是想把事情辦好，雖然花了五小時，但大致都整理好了。

轉車不順利，即使最後好不容易抵達目的地，在金融機構、醫院遇到需要操作數位化機器的情況時，母親又會遭遇挫折。銀行的手續，最後由職員一對一處理，才總算解決。

至於在大學醫院手續辦不好，最後變成自費看診的情況，在超高齡社會應該很常見，因為與母親情況差不多的長者隨處可見，社會不應該只追求機械化的便利，或許可以想辦法保留部分的人力應對。

母親依然經常弄丟東西和搞錯日期。枴杖、錢包、手提袋等，日記裡經常看到母親外出時，把這些東西忘在某處。銀行存摺等貴重物品，已經收到銀行保管箱由妹妹保管，所以沒再發生類似去年的事件。因為記錯法事日期而無法出席，或是連期待已久的葦之會也搞錯時間，前一天就跑到成城，後來因為太累無法出席隔天的聚會，那段期間，母親在日記寫：

「早上，明明小 mi 說繞到三個地方是不可能的，我卻還是堅持以前的做法，很後悔。以後不要再這樣了（一月十九日）」。

「再活也沒多久，還一直浪費時間（三月二十八日）」。

「生病了，頭腦也跟著出問題，老做一些荒謬的事，很沒用。盡可能低調些，至少努力讓自己正常生活（九月七日）」。

「下午想去 York Mart，卻沒有枴杖。難道昨天忘在電車上了嗎？好煩（二月三日）」。

「〔找到弄丟的東西〕雖然鬆了口氣，但這本來不應該發生。肩背包裡放的都是很重要的東西，怎麼能在上廁所時拿下來，連我都深深覺得不應該（十一月二十一日）」。

11. 譯註：診療費全部自費。

母親深刻反省，對自己的評價也越來越低。

這一年的日記，特別能感受到母親感嘆自我能力衰退。認知能力退化的相關記載有四十九次，約一半以上都在哀嘆自我能力衰退。

六月十四日　身體一直好不了……很焦慮、很沮喪。才術後一個半月，可能沒那麼快恢復吧……什麼都做不好，好沒用。頭腦也一片空白，深切期盼至少腦袋能恢復正常〔母親本人畫線〕！

七月十七日　這個夏天需要有相當覺悟。身體一點也沒變好，還自覺智力都退化了，真是沒用到極點。努力也沒作用，只求盡可能安穩平靜的生活。

七月三十一日　沒有精力做任何事情，一整天都在睡睡醒醒中度過。這麼不中用是因為年齡大了？體力？還是沒志氣？無法自我判斷。好苦惱。算了，慢慢來吧。

十一月二十日　一沒志氣就馬上躺下。雖然心想不要急、不要懶惰，但很難，馬上就會出錯。這天終於還是到來了嗎？好擔心！

一有機會，母親就感嘆自己不中用，掙扎著想做些什麼，暗自祈禱，最後一點一滴失去抵抗力氣。母親一直以來害怕的，「這天終於還是到來了嗎？」說的就是失智症。七月十九日，母親的日記提到「傍晚到 LaLaport 買花草茶，走了一點路，覺得不要太勉強自己，所以又回家待著。不斷掛心遺書的事。重讀M的書」。「M的書」，是指我在文春新書出版的《當父母老年失智》，內容描述一位失智症長者，從出現病徵到離世的過程，母親邊對照內容記述，邊確認自己的症狀，然後自行診斷吧。

在這些憂愁的日子裡，能讓母親放鬆的，就是幼兒園四人組的聚會、與妹妹的兩人旅行，以及與知心友人平靜度過的時光。

四月八日，幼兒園四人組到上野去看幼兒園好友的畫，還一起吃飯。母親在日記寫下「好開心」。這群自小結伴的四人組，或許是母親一生中最交心、相處最愉快的夥伴吧！這一年的後半，即使母親身體變差，依然會與幼兒園同學開心聚會。

十月十二日　與㊧的夥伴在東京車站集合，到皇居前廣場吃 Buffet 吃到飽。雖然要一千兩百日圓，但對老人來說剛好。沒什麼油膩肉類的輕食午餐。用餐結束，我們坐在外面的長椅，邊欣賞噴水池邊聊天，三點多回家。不過，我在電車中睡著，竟然坐到津田沼。回家後又睡一下。

秋天的皇居前廣場，四位超過八十歲的老奶奶排排坐在長椅上，一邊看著秋日天空，一邊談笑。看著母親的日記，想像這樣的畫面，我的內心得到了救贖。

家人中最貼近母親內心的人，就是與母親同住的妹妹。日記中，雖然常看到母親寫「被女兒罵」、「女兒用可怕的表情看我」，但也大量提到對妹妹的感謝。母親手術後，與妹妹兩人到箱根和小淵澤旅行。日記中，兩次旅行的最後，都寫著對妹妹的感謝。

六月二十四日　〔箱根旅行的最終日。一部分略〕買了寄木細工[12]的硯箱。湖也很美。有點累，身體有些吃不消，但是託小 mi 的福，才能有這樣意想不到的愉快奢侈之旅。小 mi 想必累了。非常感謝。

十月二十一日　〔小淵澤旅行的最終日。一部分略〕回到家才吃晚餐，真對不起小 mi。感謝小 mi，疲憊卻還一路配合我放慢步調。託小 mi 的福，體會到幸福。

這段時期，照顧母親的仲野等人都對母親很好，這也是母親的福氣。母親雖然已經難以參與團體活動，卻也越來越受不了獨處。由於記憶力衰退和定向感障礙接連引發失敗，母親在獨處時，也經常懷疑自己是不是忘了什麼，或是不確定自己做的對不對。兩位幫傭到家裡協助母親，會很自然的陪伴她，有時雖然不是約定的時間，也會順道來探望。

這段時期，我身為失智症的專科醫師、精神科醫師和長男，又是怎麼想的？二〇〇五年，我的日記只有幾次寫到母親，多數都只是簡單一句「母親來電」而已，有記述只有兩次。

七月二十三日　（略）午餐後，拿著樹脂黏土的聖家族到船橋。母親抱怨連

12. 傳統木製工藝品。

篇，緣無可奈何。憂鬱症？或是失智症嗎？母親原本就是這種個性的人吧。為了緣，應該要想點辦法。回程，在市川車站遇到震度五的地震，JR停駛，同學會遲到。在帝國飯店舉辦東大畢業二十五週年同學會。

九月十八日（略）午餐後，製作栗子糯米飯。今年第一次剝栗子。拿去給素子，順便去船橋。晚餐就栗子糯米飯和一些菜，與緣、母親四個人一起吃。母親明顯變得健忘，緣很焦躁。母親只要開口就是抱怨。九點回家，回程塞車。

若有類似症狀的長輩，由擔心失智症的女兒，和堅持「我媽本來就是這種個性」的兒子陪同到我這裡看診，我一定毫無疑問在病歷上這樣寫：

八十一歲女性，儀容整齊，可以理解問題而且合理回答。記憶力退化、定向感差，執行能力明顯輕度退化。ADL[13]可以自立，也可以獨立進行最低限度的社交活動。有罹患阿茲海默症的疑慮，以現狀來看是MCI[14]。同住女兒的症狀描述幾乎正確。沒有同住的長男，不想直接面對現實，否認母親患病。

ＡＤＬ就是日常生活活動。前來失智症門診的患者，幾乎在進食、排泄、洗澡和更衣等動作都已經需要他人協助。但母親不僅生活可以自理，還能準備餐點和自己洗澡，比起其他的門診患者，母親的症狀算是很輕微。ＭＣＩ則是輕度認知障礙，雖然有健忘等症狀，但整體仍維持一定的認知能力，行動也可以自立。當然，這當中有人演變成阿茲海默症，也有人最後與正常老化無異。

這裡有一種常見情況，**當直接照顧者意識到患者的認知能力衰退，無論同住與否，非直接照顧者往往會加以否定**，這類案例我碰到太多太多，沒想到換成自己母親，我也無法擺脫這種常見模式。身為專科醫師的我，害怕母親罹患失智症，不願意直接面對問題，在日記上寫「憂鬱症？或是失智症嗎？母親原本就是這種個性的人吧」，而母親則在日記寫「振作起來就好，我本來就很粗心」，我們母子的想法簡直一致。

我一直說母親愛抱怨，其實這是母親的SOS，但是我的耳朵和心，卻把她

13. 日常生活活動（Activities of Daily Living，簡稱ＡＤＬ），指人們的日常自我護理活動。
14. 輕度認知障礙（Mild Cognitive Impairment，簡稱ＭＣＩ）。

的心聲拒之門外。這一年的尾聲，母親用下列記述總結。

十二月三十一日　平靜的晴天。賴床被小 mi 叫起來。終於到了除夕。我負責製作醃小沙丁魚乾，糖的味道調得很好。小 mi 上緊發條做很多料理，我已經沒辦法出力，全部交接給小 mi，除夕也悠閒度過。傍晚正彥來訪，一起待著。一如往年，正彥吃了蕎麥麵，給我和菓子禮品，喝了咖啡後就回家。正彥看到裝飾的聖誕人偶〔我用紙黏土做的〕，很高興的樣子，有擺出來真是太好了！我不夠好，但是三個孩子（加上伴侶和孫子）都是好孩子，這麼貼心，讓我很慚愧。我只希望可以一直像這樣安穩的、正當的走完人生。希望新的一年也和平結束！天主保佑。

頻繁去醫院，生活品質下降

八十二歲的日記中，母親正視自己認知能力退化，努力做最後的抵抗。外出頻率每個月雖然超過二十次，但是到醫療機構的次數變多。十二月，外出有一半是到醫療院所，即使只看四月初的第一週日記，也可以明白母親的認知能力，和生活品質明顯下降。

四月一日（六）早上躺在床上賴床一陣子。上午小 mi 去看牙醫和買東西。我心情放鬆還唱起歌來，看看電視、洗洗衣服。下午小 mi 帶我去看櫻花。河邊步道變成賞櫻路線，安靜又美好的賞花時光。來到船橋後，就很少有機會像今天這樣賞花，度過愉快充實的一天。感謝小 mi。

四月二日（日）加山請假，所以和小 mi 兩個人去教會。有點累所以早點回家。小 mi 是首唱（辛苦了）。下午休息了一下，小 mi 說要帶我去賞花，我超開心！精神很好的搭上車。河流在旁邊流淌，這樣子走在河堤是第一次吧？雖然是小河川，但是靜靜的，給人一種舒適感。人潮也還好，還有人在河堤附近吃便當。沿著河畔往上走，走了一陣子就爬上河堤回家。好開心。美好的賞花時光。晚上久違的致電岡田。

四月三日（一）谷津醫院〔附近的醫院〕，X光攝影。

四月四日（二）yoe 邀我去箱根，但是我身體狀況不好只能拒絕，很過意不去。後來他與 jyonko 兩人掃墓後順道來看我，我做了高麗菜捲，一起吃中餐。jyonko 也好久沒來，很開心。我準備了佃煮要探望恆子，也分了一些算是給兩人賠罪。一起慢慢享用午餐，很愉快。jyonko 和 yoe 掃墓完，用餐後去了田村家。雖然我取消邀約很失禮，但是因為交情很好，yoe 還打電話給我。

四月五日（三）天氣寒冷。久違出門前往西武（新學期），拖拖拉拉中天氣變壞，時間也超過，所以就放棄回家。身體不好很苦惱。回家後又休息。身體好不了沒辦法。

四月六日（四）仲野終於來了，鬆了一口氣，但是因為她的媳婦有事，下個月開始要換其他人來幫忙。我已經不想拜託別人幫忙，但是對小 mi 過意不去，只能再去拜託家政婦公司。

四月七日（五）天氣變溫暖，到西武〔百貨公司〕看衣服，豁出去買了一套稍微輕薄的套裝。我不在家的時候，消費合作社有來，錯過了訂購。打電話過去訂。身體不好，很多事都做不好，很苦惱。明天有同學會，還要去找原澤，打起精神出門。土筆會今天賞花，可惜天氣不怎麼好。

四月一日和四月二日的賞花，是同一件事寫了兩次。賞花好像是四月一日週六的事，記述卻是四月二日那天寫得比較詳細生動。母親這段期間的日記，有好幾個地方都滿不可思議，讓人搞不清楚是什麼時候寫的。還有，四月三日的欄位幾乎是空的，這也是這一年引人注意的點。有時候，明明沒有讓人疲憊的住院或旅行，日記上卻幾乎沒有內容，或者寫的量是平常的三分之一至二分之一，這一年發生了好幾次這種情況。

此外，雖然四月一日的第一週沒有出現，但這一年還有一個情況——原本應該是專有名詞的地方竟然空著。二〇〇六年以後，母親的日記就慢慢喪失日記的紀錄性。下頁圖表2-5顯示日記完全沒寫內容的天數變化。

臨時取消約定，或是當天已經出門卻中途返家，這些情況去年就有，但在這一年變得更加頻繁。六日那天，不只幫忙家事，也能撫慰母親內心不安，如同家人一般照顧母親的仲野，告訴母親因為家事無法再來幫忙，這件事也給母親帶來沉重打擊。

失智症的核心症狀是記憶障礙、定向感障礙和執行能力障礙，讓母親遭遇越來越多困難。二月三日的記載，是母親這一年代表性的生活寫照。順帶一提，

圖表2-5　日記沒有記述或者缺漏的天數變化

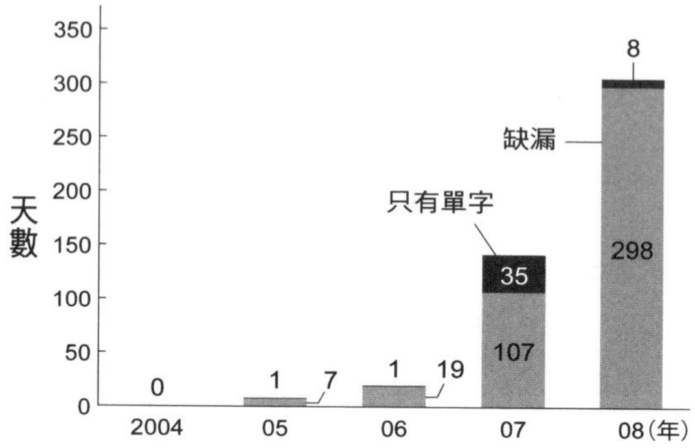

前面提到的仲野，是透過教會朋友介紹來的，這樣的幫手，就算拜託家政婦公司也找不到。

> 二月三日　早上，有事去 York Mart 一趟。今天是消費合作社的送貨日，我一直等，結果送來了五箱，我嚇了一大跳。搬進家裡很吃力。到 LaLaport 買節分[15]用的豆子。一整天像傻瓜一樣瞎忙度過。原本打算做太卷壽司，卻出了差錯，覺得麻煩乾脆改做馬鈴薯燉肉。想讓內心稍微休息一下。明天聖經一百週休息，鬆了一口氣。

母親向消費合作社訂東西卻忘記，所

以重複訂好幾次，等來了一大堆東西才嚇一跳！這一年，記憶障礙引發的問題變多了。去年也有一次，母親本來想做焗烤，卻煮了義大利麵。太卷壽司與馬鈴薯燉肉，兩者毫無關聯，應該是母親做到一半，不知道自己在做什麼，所以改做熟練的馬鈴薯燉肉吧。即使如此，身為兒子的我，很慶幸母親最後還是有做出馬鈴薯燉肉。不過，對於料理達人的母親而言，一再出現這樣的小失敗，都在不斷打擊信心。

「明天聖經一百週休息，鬆了一口氣」，從這句話也可以看出母親背後的擔憂。天主教的信仰和學習，是母親的心靈支柱，現在卻變成沉重的負擔。

由於認知能力衰退，母親連讀聖經都很吃力。如同先前所述，她已經跟不上聖經一百週的讀經會，二〇〇一年已自行退出，但母親忘了這件事，之後偶爾還是會參加聚會。天主教教會的教友們好意包容和歡迎母親，我無限感恩。

記憶障礙和定向感障礙造成的挫折越多，讓母親對日常生活格外憂心，也很

15. 即立春、立夏、立秋、立冬的前一天，尤其一年之始的立春被視為最重要的一天，在江戶時代之後，常特指立春前一天。

疲憊。出門參加讀經會，結果搞錯日期，或是忘記自己負責哪個部分，失誤次數越多，母親變得畏縮不前。與東京女子大學同學持續舉辦的古典文學輪讀會，母親也不斷遭遇挫折，「以為是由我開始，搞錯了。以為已經結束了。由於我是趕過來的，連書都忘了拿。在大家的幫忙下完成任務（？）（四月十七日）」、「我搞錯發表順序，沒有準備，好丟臉（十月九日）」。母親還可以持續參加輪讀會，應該是同學們的好意吧。對母親來說，可以參加這個團體，也是在維繫學生時代的交友關係。如果在團體沒有貢獻，等於失去這些朋友。

母親時常搞錯約定和行程計畫，現在變得更嚴重。母親去聖經一百週的讀經會，看著空蕩蕩的房間，竟想不起來不久前，聖經一百週的讀經會已經結束，她還參加了慶祝結束的聯誼會。二月十三日，有一本應該沒有庫存的同人誌，在「其他地方出現一本」，母親明明已經有，卻還連絡對方再寄一本，事後母親想不起來有這件事。母親的健忘越來越嚴重。

這一年，因為記憶障礙，母親已經無法想起一些專有名詞和普通名詞，日記的空格變多。

四月十八日　下午出門探望□□，中途覺得麻煩，所以就回家了。天氣意外溫暖，我卻提不起勁。

四月二十二日　傍晚□□夫妻來訪。有事找正彥談，聖經會結束後，正彥來家裡，談了一小時左右，晚餐兩人愉快度過。正彥待到八點左右才回家。孩子們很貼心，我很幸福感恩。（深切感受）

九月三日　正陽哥的忌日是九月，所以到東京復活主教座堂。□□、□□也一起來。姐妹總是一起來，很感恩。

十月二十八日　小 mi 去茶會，穿著和服出門，卻沒有帶雨傘。報紙上寫會下雨，我追出去卻在人行道絆到腳跌倒，大失敗。在□□夫妻的幫忙下回到家，躺在床上。

十月二十八日，母親走在路上跌倒，是住在附近的熟人夫婦幫助母親，但是母親卻沒有寫出他們的名字。她確實發現自己的能力衰退，十一月九日，母親在日記最後寫下「最近不知道是不是因為上了年紀，會忽然想不起名字，寫日記時很困擾」。

除了搞砸料理的次數變多，慣用的機械也漸漸不太會用。一月，母親長年使用的文字處理機壞掉，雖然市面上已經沒有流通，但是妹妹還是想辦法買到同款文字處理機，而且是全新未使用。照理說，按照以前的方式就可以操作，母親卻辦不到。

一月二十九日　今天必須寫短歌，想靜下心來，但有很多事（？）要做，無法寫歌。小 mi 幫我買了新的文字處理機，但不知為何不太會用，呆掉完全不知道該怎麼辦。我想讓自己稍微冷靜一下，但是很多東西一變就不知所措。

後來，這臺新的文字處理機就被閒置在一旁。這樣看來，不禁讓人懷疑舊的文字處理機真的有壞掉嗎？會不會是母親變得不會操作，卻誤以為是故障便拿去送修。修理公司則因為這款文字處理機已經從市場消失好幾年，沒有意願好好修理，而不知情的妹妹，考慮到母親的認知能力退化，辛苦找到同樣機型給母親，結果卻不會用。

每當母親不會用機械，日記上一定會有「哭哭」、「呆掉完全不知道該怎麼辦」、「很多東西一變就不知所措」、「總覺得腦袋和內心都一片混亂，好沒用」、「老是做蠢事」的敘述。這些小失敗，讓已經受挫的母親，對自我評價變得更低。

這一年，母親幾乎無法辦理數位化的銀行手續。

> 八月八日　小 mi 特地請假陪我到三菱提款，得救了！總覺得變得很麻煩，應付不來，但是不能太依賴！
>
> 八月九日　小 mi 請假陪我到三菱辦手續。保險已經到期，必須更換方案。我活得比預期的久。我在三菱還有其他事要辦，但我忘了是什麼事，只得作罷。難得小 mi 陪我來，怎麼會腦袋完全空白，好可怕。

八月八日和八月九日，寫的內容重複。母親一方面感謝妹妹幫忙，一方面覺得自己很不中用，表示「變得很麻煩，應付不來」、「怎麼會腦袋完全空白，好可怕」。有了解母親需求，也會操作機械的妹妹陪著，母親這一年才能安然度過。**要讓高齡社會順利運作，靠的不是數位化，而是乍看好像沒有效率的面對面**

服務。

數位化看不見輸入與輸出的過程，不只是高齡者，對所有認知障礙的人來說都難以操作，即使是被稱為「數位原生代」的現代年輕人，在五十年後，應該也會面臨當今高齡者的困境。行政和金融手續、大眾運輸的數位化，降低了經營成本，對於熟悉操作的使用者來說確實很方便，卻會對認知障礙的人造成生活上的不便。

到了這個階段，母親不只銀行手續，就連管理家計都有困難。

十月七日　小mi說要幫我看收支簿，所以一起檢查帳簿。我把存摺全部拿出來讓小mi看。現在處理帳務也變得吃力，以後就拜託小mi管理。否則發生什麼事就來不及了。

母親從年輕開始，就很愛用婦人之友社的家計簿。我們開始收到零用錢時，母親也給我們同一家出版社的零用錢帳簿，每年年末，我們都會收到新的記帳本。父親過世後，母親就改用《高齡生活家計簿》，一樣是婦人之友社製作。二〇〇四年為止的家計簿，多少還有在記帳，二〇〇五年的則找不到，至於二〇〇六年，不知是否忘了訂購，我找到的是別家的家計簿。比起二〇〇四年的家計簿，二〇〇六年的支出紀錄非常少，或許有很多是忘了沒填吧！二〇〇七年，母親又換回慣用的《高齡生活家計簿》，但是幾乎沒有任何款項。

每個月的歌誌投稿，對母親來說漸漸變成一種痛苦。母親每個月向同人誌《白日原野》投稿十首，以往幾乎會全部刊載，到了三月變成七首，五月只剩下六首，母親不僅難以寫歌，就連作品也不太獲得肯定。不過，就像痛苦也要參加聖經一百週一樣，母親也緊抓著短歌不願放棄。

一月三十日　寫不出歌，所以到海邊的公園走走。兩、三個人帶著狗散步，之後就很寧靜，但我還是沒有感動的感覺。不過，我還是坐了一會兒，看看海才回家。為什麼這樣也無法讓心平靜下來，好煩。腦袋很僵硬，新的文字處理機也還不熟練。好想放鬆休息一下。

六月二十九日　終於交出短歌。我還能繼續寫嗎？擔心——不行，我必須繼續寫……我這輩子做了什麼？完全不知道。我深深覺得，即使是一無是處的人，也要用自己的方式，珍惜的度過餘生！

十一月二十九日　《白日原野》的歌昨天寫好，今天早上投稿。歌也寫得不順利，但停止不寫會很空虛，繼續努力。

母親認為自己寫不出歌，是因為心靈枯竭和缺乏靈感，有時斥責自己趕快想辦法，有時又悲嘆自己不中用。母親寫不出短歌，可能是因為沒有靈感和心靈枯竭，但真正的原因，是因為已經無法在腦中順利組織語言。母親為了擠出靈感，跑到嚴冬的海濱公園，一個人眺望著海，心裡究竟在想什麼？

事到如今，母親的能力衰退已經很明顯，本人有自覺，也嘗試反抗過。

八月六日　閒閒無事度過下午。應該要振作一點啊！好苦惱。今天在最後必須振作一點。加油啊！玲子！

母親掙扎著想努力，加油了卻精疲力盡。鼓勵自己加油的話語，到這一年也只剩下空談。丈夫先行離世，與女兒兩個人待在寬敞的家，晚上獨自對著日記本寫下「加油啊！玲子！」然後安靜闔上日記本做睡前禱告。一想到母親那個樣子，我就說不出話來。

這一年最引人注意的地方，不是前面講的「要加油」，而是「我可能已經不行了」的無力低語。

七月十八日　下午渾渾噩噩度過。雖然覺得不能這樣，卻又提不起勁。不要變得更痴呆！半夜又醒來，睡不著。一點到四點都茫然失措。

七月三十日　終於有一種活著的感覺，一直睡覺……這樣下去會失智吧，不行不行！

數年前開始，從日記中就可以看出母親參加短歌會、教會讀經會和古典文學研究會越來越吃力，直到這一年，母親明顯已經難以繼續參與這些活動。目前為止引用的內容，也經常看到母親原本想去某某地方，卻中途折返。

十一月十七日　下午，準備好去土筆會，要出門時風有點大，就不太想去。

歌也沒交，所以想說寫了兩首帶去，但還是不想去，還沒到車站就回家了。

體力衰退當然也占很大的因素，可是從內容來看，應該是前往聚會前，母親擔心自己表現不好，才會退縮不前。

不只長年親近的團體變得難以融入，獨處時間也更加痛苦。一回到家就睡覺，或許是因為獨處時很不安，心情無法平靜下來。

七月十六日　早上如常起床，但是身體不太舒服，所以沒去彌撒，又接著睡。總覺得最近狀態不好，很煩。是精神狀態不好，還是上了年紀？（略）電視也不好看，也沒辦法一直看書。必須想辦法消磨時間。

與長年親近的團體和老朋友的交流變少，獨處時光也漸漸難以忍受，母親不斷思考該如何安排自己的生活。

七月二十三日　我不知道自己的生命什麼時候終結，不想拖累小mi。入住哪個機構好呢？想找一個適合的地方。

母親一直無法決斷自己的生活方式，就這樣過了這一年。其實母親已經喪失決定自己生活的能力，應該由我幫她才對，但是我總是不願意面對現實，還避免讓母親談論這類話題，所以才遲遲沒有定論，她應該也有意識到我總是逃避相關話題。

十月九日　晚上小正︹就是我︺來訪，好高興。很想談一談今後的打算，但是也不能操之過急，我自己也得振作，所以今天就保持沉默。

十二月十日　小正到家裡住。見面後，原本想談將來的打算，卻沒談到什麼。我不想勉強兒子，只是不能讓她︹女兒︺被我綁住……擁有可靠的兒女們，我很幸福，但還是得自己保重。

這段期間，母親一再提起「想去住東京的老人安養中心」，我詢問理由，她只是說回到故鄉有朋友在，可以見到大家等，講不出個所以然。母親已經八十二歲，身心顯著退化，無論是短歌會還是教會，母親這世代的人都已逐漸淡出，就算到東京，母親期待的往日交情也不可能恢復，殘存的交友關係，也無法再活絡起來。

對母親來說，東京就像幻想中的安心故鄉，可以讓自己逃離眼下的孤獨和不安，與老朋友相聚。面對不耐煩、不想談類似話題的我，母親想說的話根本說不到一半。當時的我，把被逼到絕境的母親推拒在外、敷衍以對，母親在日記上說「擁有可靠的兒女們，我覺得很幸福」，安撫了我內心的焦躁和憤怒。

對於獨處，或是身處團體都感到不知所措的母親來說，與親近的人兩人相伴，就是內心最安定的時刻吧。

一月十七日　仲野來看我，一起喝茶。總覺得內心平靜。整天一個人待著果然很寂寞。雖說如此，一直覺得寂寞也不是辦法，必須想辦法克服。

十一月五日　青山意外來訪，好開心！小mi也一起陪著，大家好好聊了一下，很久沒這麼開心了！

仲野在無法到母親家幫忙後，也很掛心母親，偶爾會來探望。青山是以前在父親的牙醫診所幫忙的護士，我們之間的相處就像家人一樣。

十二月，母親去了附近新開的整復所十二次。有時一天去做兩次按摩。整復所裡的年輕治療師會陪母親聊天，排解她不穩定的情緒和孤獨，就算談話中斷，也只要靜靜享受按摩就好。對母親來說，這間整復所是可以放鬆的地方。

母親在物質和精神上，都更加依賴同住的妹妹。這一年，母親有兩次旅行。一次是五月十九日至二十一日，妹妹陪母親與住在九州的阿姨家族會合，一起參訪高知縣。一行人走訪了母親一族始祖大高坂松王丸的紀念碑，以及供奉松王丸的松熊神社。大高坂松王丸原本是後醍醐天皇的忠臣，後來被流放到土佐。

大高坂松王丸和土佐，對於年幼喪失雙親的母親來說，就像是心的故鄉。母親在日記寫下旅行總結，「終於回到一心牽掛的故鄉，也見到九州的大家，太好了」。二十一日回家後，母親在日記的最後提及，「謝謝小 mi 細心照顧我。幸好有小 mi，讓我疲勞減去大半，還能保持精力。深感體力明顯下降」。

第二次旅行是十月十六日至十七日，母親與妹妹兩人到日光賞楓。母親在日記提到，之前去奧日光遊玩，還是在青山學院女子高中部二年級的時候。我不確定其真實性，但在兩天一夜的旅行中，母親多次提到青山時代的旅行，與該次旅行的不同之處。或許是與女兒的兩人旅行，所以好像比高知旅行還要自在一些。出發前的十月十五日，母親在日記寫了下列內容。

十月十五日　我的腦袋越來越不中用，只求安穩衰退……下午，小 mi 陪我去買東西，在東武〔百貨公司〕買了一件白色罩衫。小 mi 休假整天都待在廚房做東西，幫我準備一些不需要用到火的料理，謝謝她這麼費心。明天的準備，也謝謝小 mi。以後，我還能旅行嗎？要看身體還有各種情況吧。正彥幫忙出旅費真好。大家都很關心我，腦袋不中用的我真的很抱歉。至少努力成為可愛溫柔的老婆婆吧！明天要去兜風，萬歲！

十月十七日　楓葉很美，第一次在這個時期旅行，時機太對了！完全都讓小 mi 照顧了。一想到以後無法像現在這樣健康旅行，真是無限感慨。小 mi 一路照顧我，還要開車，應該很疲憊。多謝。

對母親來說，與女兒兩個人在一起，應該是最安心的時光吧！妹妹也趁著工作空檔，帶著母親開心出遊。

五月十四日　去小 mi 同事表演的音樂會，好久沒去音樂會，很期待。午餐被請吃鰻魚。母親節萬歲！正彥、陽彥都打電話給我。大家都對我這麼好，真是過意不去。

八月五日　與小 mi 去習志野文化中心聽音樂會。久違的音樂會，好愉快。（略）小 mi 也在一起，沒特別做什麼，就這樣平靜度過真開心。

十二月二十三日　小 mi 帶我去聖誕演奏會。很開心。雖然是少人數的室內樂，但我剛好很想聽演奏會，深感小 mi 的貼心。大家都很體諒我，我很幸福。我得回報他們些什麼才能死去！只求我走了以後，兄妹三人可以和諧相處。

母親在日記寫與女兒兩個人外出很愉快，但在這個時期，母親最喜歡的應該是與女兒待在家，什麼都不做。母親已經無法像以前那樣，單純開心外出，她已經難以適應外面的環境，出遠門就會疲憊，待在人群中就會擔心做錯事。

六月三日　小mi休假，哪裡也沒去，很安心。一起度過一天。

八月五日　小mi也在，無所事事度過，很高興。

八月二十六日　沒什麼精神，但是有小mi陪著我就安心。（略）真心祈禱她以後可以幸福。

這段時期，除了與妹妹相處的時光，植物也可以撫平母親的情緒。

四月二十三日　庭院架上的紫藤花開了。□□也開滿白花。這個季節我們家的庭院最美。水仙、小蒼蘭、杜鵑、金雀花、珍珠繡線菊、麻葉繡線菊、貼梗海棠、連翹、四照花和蝴蝶花等，看到這些花比什麼都幸福！

十一月二十六日，日記欄外寫了一首短歌：

不知何時扎了根，窗戶下面綻放的紅色雞冠花，真是強韌。

這首短歌是說，打開窗戶，從窗戶下面狹窄地方探出紅色的雞冠花，綻放得很有生命力。我想對母親說，您的短歌還是寫得很不錯啊？但是我看到這首短歌時，母親卻已經逝去多年。

這一年的聖誕節到除夕，母親寫下的內容都不多。

十二月二十九日　小 mi 今天開始休假。我去整復推拿。身體不舒服，下午又去一次整復推拿，好好休息。小 mi 開始做燉菜。我擺設門松、準備供神的糕點，在壁龕布置掛軸和鮮花。兩個人都去整復推拿。小 mi 準備食物超級忙碌，豆子等燉煮料理大致做好了。Thank you very very much!

十二月三十日　早上●●（無法辨讀）。mi 今天開始休假，早上很悠閒。我早上去治療（整復推拿）。小 mi 開始做燉菜。我一樣負責醃小沙丁魚乾。掛軸和門松都擺放妥當，心情好。今年的身體狀況不怎麼好，全部交給小 mi 準備，她也很喜歡做這些事，很賣力準備，真感謝她。

這兩天，母親同樣的事寫了幾次，文章也有些混亂。二〇〇五年為止，母親都會在除夕的欄位寫年終感想和新年決心，這一年卻什麼都沒寫。

我失智了？是真的！

二〇〇七年，母親八十三歲，日記進一步喪失紀錄功能，沒寫內容的天數也變多。

二〇〇六年的日記，有二十天幾乎沒有任何記載，到了二〇〇七年，有一百零七天沒有任何內容，撕破丟掉的頁數有八天份，只有寫一、兩個單字的日子有三十五天，總計多達一百五十天。至於外出地點，多半是去醫療機構、整復所和教會，訪客幾乎都是照護人員和自家人。

四月一日（日）聖枝主日，由新的神父主持彌撒。彌撒結束之後，享用慶祝餐點。回到家後筋疲力盡，躺上床。小 mi 朋友的父親過世，小 mi 前去哀悼。下午一個人在家渾渾噩噩、睡睡醒醒。短歌終於交出去了，放下心來。晚上電視會播〈聖母領報〉（*Uffizi Gallery*）的相關節目，我一定要看，但是身體有些撐

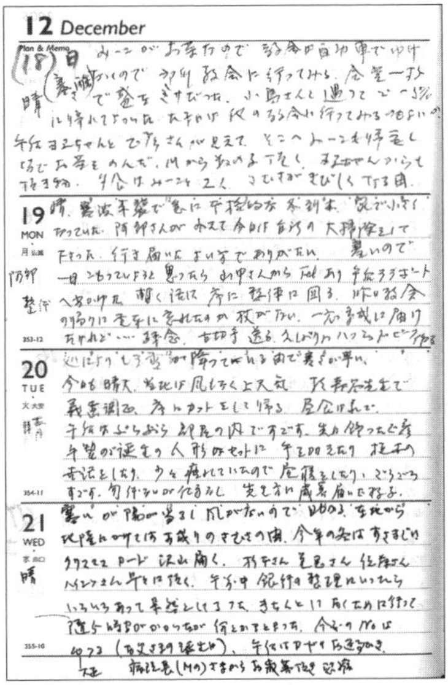

圖表2-6　2005年的日記記錄量正常

不住。

四月二日（一）休息。

四月三日（二）天氣又變冷，身體狀態不好。到附近的整復所，也才勉強好一點。不過，到那裡多少可以聊天說笑，比一個人待著好太多了。加山換了教會，覺得寂寞，總覺得有些疏遠了。我也想去市川，但也要考慮到小mi。

四月四日（三）身體不舒服，從早上就在休養。沒有去短歌講座（池袋）。傍晚去整復推拿，終於放鬆下來。今天有幫傭來幫忙，上午就放心休息。還好沒去池袋的講座。好不容易身體恢復一些，晚上終於吃了晚餐。小mi晚回家。整復推拿？

四月五日（四）癌症研究中心。中午小mi從公司來找我，一起吃中餐。很

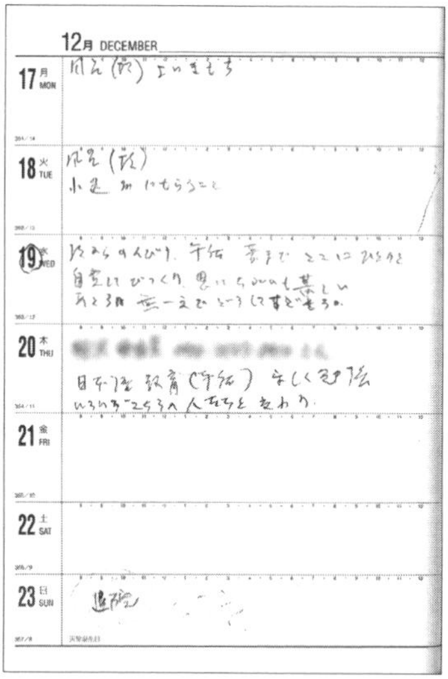

圖表2-8　2007年的日記，有107天沒有記述

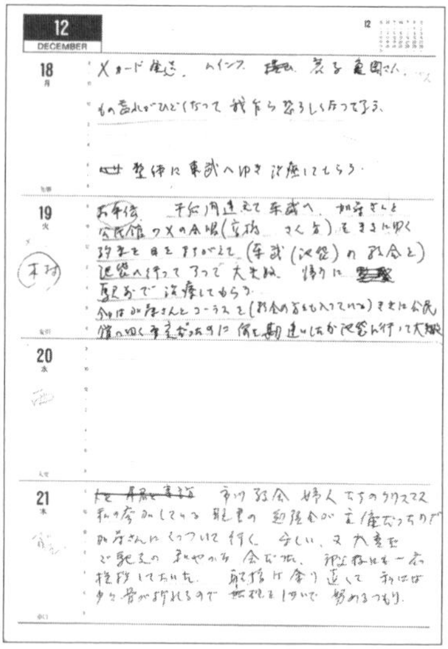

圖表2-7　2006年的日記，有20天沒有內容

久沒到癌症研究中心的樓上用餐。吃完飯就道別，我回到家午睡，明明什麼也沒做，卻覺得筋疲力盡。聖週[16]期間不能這麼散漫。

四月六日（五）上午治療。下午偶遇山本，到谷津買東西（布料）。回到家筋疲力盡，又去休息。今天聖週五我還這麼散漫，真是對不起。一整天渾渾噩噩度過。

四月七日（六）一早就喘不過氣，最近身體不適。小mi. 上午在船橋。下午到傍晚正彥來訪，好高興。傍晚去彌撒（復活節）。久違的彌撒曲，太好了。

四月一日，母親寫下「短歌終於交出去」，是母親搞錯了。四月開頭的七天，內容都離不開「累了」、「身體狀態不好」、「筋疲力盡」和「渾渾噩噩」。原本可以不動腦就簡單做到的事，母親現在都要逐一確認步驟，擔心有沒有搞錯，即便如此還是很常弄錯，或是必須重來一次……這樣的生活讓母親更加疲憊，也越來越提不起勁，請再看一次圖表2-4（第九十七頁），這一年可以明顯看到，斥責和鼓舞自我的詞彙比率來到最高點。其實這類詞彙以前也很常見，但是在整體詞彙中的占比，一九九一年到二〇〇五年為止只占一％左右，二〇〇六年增加到一．七％，二〇〇七年則上升到三．二％。母親每天感嘆身心不如意，但是還想再努力看看，要自己加油、加油，更加油，不停鼓舞自己。這類話語，下一年則完全看不到。

整復推拿的記載，七天內可以看到兩次。母親從去年就頻繁到整復所，這一

16. 大齋期的最後一週。

年的一到五月，幾乎每天去。三日的日記寫著，「到那裡多少可以聊天、說笑，比一個人待著好太多了」，這是母親的真心話。

這一年，母親在順天堂大學醫學部附屬順天堂醫院接受診察，確認罹患阿茲海默症。順天堂大學的新井平伊教授是專攻失智症的精神科醫師，也是我從年輕時就認識的朋友。

一月二十日（略）傍晚回家後，正彥來訪，幫我安排診察事宜。感謝。這陣子，（也可能是多心吧？）糊塗的情況多到連我都擔心，於是小mi拜託小正安排診察。真是過意不去。還是早點安排比較好。

一天到晚說自己失智的母親，面臨診察卻還備註「也可能是多心吧？」可以感受到母親內心的矛盾。仔細再看，「感謝」和「真是過意不去。還是早點安排比較好」，這兩句有微妙的情感矛盾，後者讀起來似乎有種挖苦的感覺。這一天，我白天在工作，傍晚去母親家。我的日記是這樣寫的：

一月二十日 （略）到船橋。綠不在，我與母親一起吃晚餐。一如往常，母親又提起想去住老人安養中心，不想綁住綠等，這些話聽了很多次，很煩。十點回家。

勸母親去順天堂醫院診察時，母親是什麼反應，前後日記都沒有記述。我偶爾到母親家，陪母親說一下話就覺得煩，妹妹想必更加心累。這段期間，我的日記好幾次寫到妹妹煩躁、擔心的樣子。

我身為專攻老年精神醫學的醫師，看了母親的狀態，並非沒有意識到是失智症，至於為什麼猶豫到這個階段，才想讓母親好好接受檢查？第一，我不想面對現實。第二，我對確診後的治療沒有期待。既然這樣，這時又為什麼安排母親檢查？因為我覺得與母親同住的妹妹，身心負擔已經到達臨界點。母親對接受檢查的複雜心思，之後也都寫在日記裡。二十六日，母親終於接受第一次診察。

一月二十六日 順天堂醫院，接受失智檢查。小 mi 請假陪我，小佐也來照顧我。多謝。託大家的福，檢查好像沒有大礙，就等下個月看報告。小 mi 回家後又去室町的三越百貨。我累得不省人事。

當時的檢查結果，無論是磁振造影[17]還是心理檢查，都不能排除罹患阿茲海默症的可能性。簡易心智量表檢查[18]三十分滿分，二十三分以下就有可能罹患失智症，母親是非常微妙的二十五分。

接著做神經行為認知狀態檢查（NCSE 或 Cognistat）進一步評估認知功能，結果是較早期的阿茲海默型失智症，定向感和記憶力的成績明顯較低，理解、判斷和抽象思考等其他認知能力都維持在高點。我不知道新井醫師如何向母親說明如此微妙的檢查結果，對於診察前一方面恐懼可能是失智症，一方面又隱隱期待只是杞人憂天的母親來說，或許聽起來算是沒有大礙吧。

三月九日　順天堂診察。與小 mi 約中午在醫院會合。接續先前的失智檢查。好像有兩分左右是負的。很難為情但還好只是輕微，放心了。小 mi 從醫院到公司。讓小 mi 照顧很過意不去。回家後筋疲力盡。早睡。

「有兩分左右是負的」，我不確定這是什麼意思，但應該是某種檢查略低於正常值吧。母親聽了說明以後，應該覺得是很輕微的障礙，所以才會寫「很難為情但還好只是輕微，放心了」，這與一月二十六日的「沒有大礙」是一樣意思。

母親確診阿茲海默症後，這一年的大事件就是骨折住院。

十月十五日，母親在附近的購物中心等朋友，卻在人行道上跌倒，導致肱骨骨裂，馬上被送往附近的急診醫院住院。母親跌倒那天，我準備參加在大阪國際會議中心舉辦的日本老年精神醫學會，投宿在大阪麗嘉皇家酒店。妹妹致電通知母親發生事故時，我正走下國際會議中心的樓梯，當時的情景仍歷歷在目。即使如此，當天晚上我在飯店寫日記，寫的都是學會的東西，只在最後寫下「傍晚緣來電。告知母親外出跌倒，肱骨骨折，在谷津醫院住院」，冷漠到連我都很意外。不過，**我現在重讀自己的日記，這看似不關心的記述，應該是出於我的心理防備**，我想盡力忽略接下來會產生的麻煩。

---

17. Magnetic Resonance Imaging，簡稱ＭＲＩ。
18. Mini-Mental State Examination，簡稱ＭＭＳＥ。

另一方面，十月十五日母親受傷住院寫的日記，記述幾乎正確。

十月十五日　ㄉㄧㄝˊ ㄉㄠˇ（ㄉㄧㄝˊ ㄉㄠˇ？欄外還寫了兩次）。在Lalaport飯店前的石板路失足跌倒。原本要與山本到海邊散步，怎麼會這樣……胸（手臂？）骨折，到谷津醫院住院。

十月十六日　從谷津醫院轉到東大和光醫院（小正的醫院），小mi和A照顧我，很感謝。左肩和上臂附近的骨頭裂掉，很痛所以轉院。

十月十七日　M擔任和光醫院院長？十月十一日（同學會缺席）。

十月十八日　A也來，與S一起陪伴我。雖然路途遙遠，但平安抵達，做各種檢查後，住到單人病房，給大家添麻煩很抱歉，我只能加油。

十月十九日　M剛好在醫院值班，常常來看我，真是太好了。晚上也沒什麼情況，就這樣度過一夜。早上用貼布止痛。由於傷得滿嚴重，大家都想盡辦法幫我，很感激。

十月二十日　今天獨自迎接早晨。各種治療、吃藥，S和T（譯者註：小智）來探望我，(mi)傍晚拿了很多行李來。餐廳位子也決定好，開始住院生活。

短歌也寫出幾首。

「ㄉㄧㄝˊ ㄉㄠˇ」的注音寫了三次，其中一個還打上「？」，母親或許是想不起來「跌倒」怎麼寫吧！住院隔天十六日、十七日的日記，會不會是十八日轉院到和光醫院後才寫的？內容很混亂。母親寫的「東大和光醫院」，應該是把我以前工作的東大醫院，以及當時我擔任院長的和光醫院混在一起了吧！

十八日，母親從原本的習志野市谷津醫院，乘坐臥鋪車轉院到埼玉縣和光市的和光醫院，途中是弟弟夫妻倆陪著。從十八日的日記來看，母親這天對周遭的事物比較有明確認知。十九日，雖然細節描述些微混亂，記載大致正確。二十日，母親記述與家人會面的順序，也幾乎都對。

不過，母親受傷後的第七天，也就是十月二十一日之後，日記的記載量變少，而且文字潦草，內容變混亂。到了十月二十九日、三十日，母親突然用端正的文字寫下想回家的心情。從內容來看，母親不是因為定向感混亂想回家，她是在正確了解現況的狀態下想回家，同時對身體的不如意感到無可奈何和灰心。

十月二十九日　能不能讓我回船橋呢……？託大家的福，我現在很好，但果然還是很寂寞。我很軟弱沒辦法。早上治療有見到M，但我是由女醫師和年輕醫師負責。謝謝大家幫忙，我平安無事。生病的狀況如何，我完全不知，這一天也沒問，悠哉度過。

十月三十日　今天晴空萬里。開著的南面窗戶，可以連結到遙遠的船橋吧。

母親在十二月二十三日出院。住院六十七天，期間日記約有一半是不完整的內容。偶爾有表示疏離感和對我不滿的紀錄，「一整天都沒有人來，什麼都沒有！什麼都不告訴我！正彥好像有自己的打算，到底是什麼？不好好向我解釋的話，我很困擾（十一月二十一日）」。

另一方面，母親在和光醫院住院的六十七天期間，我的日記提到母親的部分，只有十九天而已。幾乎像寫診療紀錄一樣，寫下母親的情況。

母親到我的醫院住院時，心靈支柱還是妹妹。母親在日記裡，不停寫著對女兒的感謝。妹妹每次來探訪母親，都會好好陪她做一些事，讓母親印象深刻，留下愉快的回憶。十一月二十四日，妹妹幫忙母親琢磨短歌，讓母親久違的投稿同人誌；十二月八日是父親忌日，妹妹告知母親已經去掃墓，母親放心下來，在日記寫下對亡夫的話。十二月二日的記載，與十二月一日的內容重複。一日的實際體驗，在隔天二日的日記中，場所就出現混亂。

十一月十一日　小 mi 來探望我、陪我和照顧我，真的好高興……今天是陰天，我們到一樓，一起去庭院散步，好高興。謝謝，好想早點康復回家。

十一月二十四日　小 mi 與我一起完成未寫完的十首短歌，還謄寫完畢，得以提交。Thank you very much.

十二月一日　與小 mi 外出。到高島平附近的赤塚植物園，住院後第一次外出，呼吸外面的空氣，看著漂亮的楓葉，精神好像也好些了？回來休息一下，承蒙小 mi 無微不至的照顧到晚上，好高興。晚餐（小 mi 自帶便當）一起吃，慢慢吃完飯，小 mi 才回家。謝謝。雖然很寂寞，小 mi 照顧我到晚上辛苦了！真的好開心。小 mi 妳一定要幸福！

十二月二日　〔寫在下一頁的欄外〕小 mi 來訪。到本鄉深處的綠地和公園散步，參觀稀有的東西，美好的下町之旅。很難得。要兩個人開車去才行，那個地方一個人走路無法到達。

十二月八日　菊夫（父親）的忌日，小 mi 幫我去掃墓。託福讓我平安活著。謝謝孩子的爸。

母親住院的日子很單調，幼兒園的朋友們也為母親帶來愉快心情。四人組裡，大家都與母親一樣，已經八十三歲，所以無法全員到遙遠的和光集合，這次有一位缺席，所以連母親在內是三個人。母親一直搞錯和光醫院和東大醫院，簡短的日記中，同樣的話重複了兩次。

十二月四日　（邦、久）幼兒園（澄缺席）兩位特地到本鄉來看我，到七樓的茶館喝茶，欣賞屋頂的花。幼兒園（澄子沒來）的邦子、久美子來訪，在七樓的圖書室看書，欣賞庭院的花，有種古典氛圍。回去的時候下到一樓，走一下路。謝謝專程來看我。很難得的散步。

十二月二十三日，母親如期出院回家。當天的日記只用鉛筆寫著「出院」二字。然而，出院的後面原本還寫著「預定」兩字，但是用橡皮擦擦掉了。母親為什麼寫了「預定」，又是用什麼樣的心情擦掉這兩個字？二十四日，這天是母親每年都無比重視的聖誕夜，日記卻只有寫「聖誕夜，彌撒（夜）」而已。

母親在和光醫院住院時，記憶障礙和定向感障礙急速惡化，但是回到家後，又逐漸恢復平靜。

這一年，母親提到認知能力退化的相關記載有六十九件。比去年的一百一十三件少許多，但幾乎沒有寫日記的天數多達一百五十天。相對於有寫日記的天數，比例上與二〇〇六年、二〇〇七年一樣沒有變化，都是約三十三％，大概三天就有一次提到自己認知能力退化。到這個階段，母親更無法察覺自己的失敗是因為認知能力衰退。

去年為止，母親都會記錄具體失敗事件，到這一年，母親已經無法自覺是因為認知能力衰退，才經常搞錯時間場所，或是忘記與別人的約定，只是覺得事情不順利和做不好。同樣的事在其他天重複記錄的情況有四件，其中一件（五月二十二日、二十五日、二十九日）是「今天來了新的幫傭」。二十二日應該真的是第一次，三天後的二十五日是第二次見面，再四天後是第三次見面，母親都以為「今天來了新的幫傭」。

這一年，母親自覺因為認知能力退化導致的失敗事件如下。

一月十日　上午，支付 DUSKIN 樂清十二月的幫傭費用。DUSKIN 樂清人員打掃結束離開，我馬上前往池袋〔短歌會〕。不過，我看錯日曆，竟然提前了一週。雖然餐點（天婦羅）很好吃……但是我又記錯了。

三月七日　下午久違的要去西武。匆忙吃完飯後就出門。在月臺，由於不是在以往的位置下車，池袋車站又很大，搞不清楚怎麼走，花了一些時間。搞錯西武和□□百貨公司的位置，後來終於抵達會場，講座都已經開始了。真是糊塗到不行。

四月二十七日　土筆會的地點把大久保和船橋搞錯，到了一個人也沒有。回家後發現再趕過去，集會都已經結束了！與大木幾位一起喝茶後回家。一整天不是失敗就是弄丟東西。

七月四日　下午到東大醫院。佐智子來陪我。（略）把枴杖忘在計程車上，傷腦筋。（略）小 mi 幫我把一整天要做的事寫好，幫了大忙。因為我已經有些失智。

忘記東西和弄丟東西的記述有四件。這些認知能力衰退導致搞砸事情，都集中在七月以前，八月後的後半年幾乎看不到。追究原因，除了有認知能力衰退和意願降低，也是因為母親很少外出和不常做家事，進而降低犯錯機會。當然，也有可能是母親忘了這些失敗和灰心喪氣的事！

由於事件的描寫變少，也比較少出現想不出專有名詞直接空白的情況。不過，這一年多了許多母親不自覺的認知能力退化記載。舉例來說，母親有兩次住在和光醫院，卻誤以為自己住在東大醫院，同一件事在一天內說了兩次的情況有兩件，不同天寫了同一件事，還寫得宛如當天發生一樣的情況有三件。因此，這一年應該發生了更多母親沒有意識到的失敗，或是沒有寫在日記裡的麻煩吧！

這一年，母親自我感嘆的內容有三十七件，比去年的六十六件要少。但是相對於有記述的天數，比率都將近二〇%，結果幾乎相同。三十七件中，有十六件是抱怨孤獨。

由於認知能力退化，母親已經難以參與討論意見的活動。一直以來都視為存在價值般的聖經研究會、短歌集會，以及與女子大學同學共同舉辦的古典文學研究會，這類少數人交流意見的活動，母親漸漸退出，連個人的交際也變少。因此，在妹妹上班期間，母親獨自在家度過的時間變長了，原本母親一個人在家會看書、整理庭院和寫短歌，現在卻不斷感嘆孤獨。

一月二日　小 mi 按照往年的慣例，從早上就出門參加飯店的茶會，一整天只有我獨自在家。剛迎來新年也沒人來電，沉默度過。傍晚小 mi 比以往還早回家，好開心。好在沒有下雨。

一月六日　小 mi 下午去茶會……傍晚才回來。我一整天悶著。最近身體也不好，渾渾噩噩，身心都不舒爽。今後該怎麼辦……希望不要給大家造成困擾。

每年一月一日，我們家人都會聚在一起熱鬧度過。不過，當天就會各自回家，而妹妹每年一月二日都會去初釜茶會幫忙。受到定向感障礙和記憶障礙影響，母親變得沒有自信，不知道自己正在做什麼，又該做些什麼，獨自待著很焦慮不安。

三月二十三日　做電腦斷層掃描，小 mi 請假陪我。總是添麻煩很過意不去。回家後，小 mi 到傍晚才回家。我一個人休息。打電話給朋友也不知道要聊什麼，這陣子總覺得好寂寞。到了春天，想更有精神些。

五月六日　一整天混日子。身體狀況不太好，沒打電話，也沒人打給我。不善交際者好寂寞。

五月二十四日　總覺得虛度光陰。到了該寫短歌的時期卻這麼懶散，不知道該怎麼辦。也不想打電話給誰，獨自躺在床上。憂鬱。

長大後，一整天獨自待幾個小時並沒有那麼難以度過，因為知道自己與很多人保持連繫，如果與家人同住就更放心，因為家人一定會回來。一旦認知能力衰退，就會對自己與周圍人的連結不再有把握；喪失時間觀念後，也不清楚還要等多久，家人才會回家。

母親的日記也不斷出現自我感嘆。在不如意的狀況下，抱著沒來由的期待自我激勵，卻都沒用，對自己的不如意感到困惑、迷茫，彷彿在深不見底的沼澤裡掙扎著。

四月四日　藤山和□□的歌集，想寫感謝信卻完全不知道要寫什麼，一直拖著。怎麼會這樣？

五月一日　這陣子身體不太好，小 mi 一出門，我早上就會賴床一陣子。再不節制的話，就會一直依賴別人，要努力振作起來。上午治療〔整復推拿〕，下午整理家裡，寫不出歌。

五月十九日　深深覺得自己要更用心。明明隨時可能蒙主寵召，卻很多事都沒有盡力。難得接受的教育也沒有學好，深感愧疚和不中用。之後可以努力成為稍微有內涵的人嗎？

六月八日　上午沒什麼精神，睡睡醒醒。覺得不能再這樣下去，所以決定下午去教會。中途早退。睡覺，傍晚幫傭來準備餐點後離開。吃晚餐，睡覺，完全沒精神。連教會也不想去，怎麼辦？

八月三十一日　今天小口那裡舉行研究會。打起精神出門，卻在車站遇挫折返。滿心失望，好沒用。上午休養，下午稍微起床讀書。要打起精神好好過日子。輕鬆的寫吧。

十月五日　身體狀況差。上午治療，下午無所事事，懶散到自我厭惡。歌寫不出來，文章也整理不好，覺得必須整頓心情，但是今天也一整天都很懶散。明天要好好振作。

這一年，母親更明顯擔心自己是否失智。才一月初，就擔憂自己已經失智。

一月八日　今年的成人之日是八日啊？假日也不知道做什麼好，很討厭。由於天氣不怎麼好，一整天都在家閒晃。小 mi 忙著買東西和做食品。我也知道自己已經稍微身體退化、頭腦失智，沒辦法。

一月十六日　土筆會。身體還行，抱著最後一次幫忙（司儀）的決心出席，才開始沒多久就覺得身體不適離席。真是丟臉到極點！搭計程車回家休息。mi 回程會去一趟三越百貨，所以我先休息。這陣子非常笨拙，連我都覺得傻眼。靜下心來，一步一步慢慢來吧！

一月十七日　下午與小 mi 在庭院除草。今天小 mi 也休假，幫我做了很多家事。這陣子變得有些（？），我也滿擔心。經常弄丟東西和失誤，很苦惱。

二月三日　早上彌撒。回家又睡。小 mi 去買東西。傍晚 M 來訪。連短歌也完全無法投入。一想到這樣下去會失智，就很不安。不加油不行，但是……。

二月十九日　腦袋一團亂，好像失智了……我失智了！我已經搞不清楚家裡的事和自己的事。或許太小心，事情反而做不好，希望稍微穩定下來，就算老了也可以努力過好每一天。

二月二十二日　去看邦子的畫展。四人齊聚好開心。作品是花的主題。我今天都在發呆，好像記不太清楚，回家後就想不起來做了什麼。我去做什麼？失智了嗎？好擔心。

三月二十六日　什麼都搞不清楚，好像變笨蛋了！上午去整復推拿。那裡的人很重視我，很感激。下午去船橋買東西。以為明天要去教會，所以出門買東西，原來是後天，我沒有焦慮也沒有多管閒事，卻仍然是笨蛋，真煩。

六月七日　我嚴重發呆，真是擔心。

一、二月的日記，母親數次提到對失智症的不安。但在之後，只有三月出現一次，六月出現一次而已。沒有寫日記的日子，在這一年的四月以後遽增到十三天，之後也沒有恢復正常水準。在異常炎熱的八月，有二十天沒有任何記載，九天只有寫單字，只有兩天寫成文章。隨著日記內容越寫越少，母親的認知能力也進一步衰退，或許已經無法具體寫出不安的情緒吧！

這一年的日記，母親有八次提到自己往後的生活。但是母親已經無法思考具體方針，與其說是積極安排，不如說是被逼著必須做點什麼。自己拿不定主意時，母親似乎想要找我們商量。

一月十一日　必須思考接下來的生活安排。金錢方面，我的部分應該夠用，但是為了小 mi 的將來，還有三個兄妹可以和平相處，必須好好分配。而且我的後事要擺第一，想找小 mi 商量。

三月十日　由於 mi 外出，傍晚M來看我。大家都來慰問我，很幸福。但是很多事不安排好，我會很困擾，與M商量看看。

三月二十五日　今天早上，小 mi 外出上課，考慮到交通而且身體有些不舒服，所以沒去彌撒。明明是四旬期啊。傍晚小 mi 回家。M也來看我，一直都很貼心。晚餐一起吃很開心。小 mi 的將來、A的事，我有很多事要與大家商量，但是自己拿不定主意，說不出口。我渴望儘早把家事處理好，幫小 mi 安排好將來再離世。

七月一日　M和A來看我，很高興。明明想與他們商量重要的事，卻只是閒聊就結束。失敗。

我的日記也有寫到與母親會面，但是完全沒有提到母親找我商量生活規畫。這三天，母親都有話要說的樣子。讀著我的日記，我甚至覺得我是刻意不讓母親說出那些話。

雖說如此，我們兄妹已經背著母親商量介護保險的居家服務。我們想趁著工作餘暇，趕緊解決母親的事，根本沒有餘裕配合母親慢慢來。她看著大家背著自己幫她做好日後安排，應該很徬徨不安吧。不過，面對子女們的提議，母親已經無法明確反對，以及主張自己的意見。母親把不滿寫在日記裡。

七月〔日期不明，欄外〕總覺得很多事都變得奇怪，不知道如何是好。面對不是我想要的計畫，有些不知所措。我想稍微看看情況再決定方向，但是自己也應付不來，不能要求太多。

日記中，有些內容與其說是安排日後生活，不如說是在安排後事。

一月十九日　菊夫的喪禮紀錄和名冊，都已經是二十年前的事，但是更衣室的架子上還留有紀錄，到時候（時代在改變，不知道到時候是怎樣）可以大致做為喪禮準備的參考。當然我有捐贈遺體，所以不用鋪張，只要能與大家道別就好。麻煩了。

十月二十日　篠〔弘〕老師的西武講座也很吃力，我去向老師辭別。幸好小田已經請好假可以陪我去。雖然我沒出席講座，也沒見到朋友，好歹有向老師致謝長年以來的教導，還有拜託之後的事。至少短歌我還想再持續一陣子。

一月十九日，母親談到自己的後事。母親與父親死別後，就一點一滴為自己準備後事。之後經過十幾年，遺書的內容一直略有調整，但到了這個時期，她已經沒有能力調整細節。母親雖然意識到自己不斷失去表達能力，卻還想再一次闡述自我意願吧。

十月二十日的日記，母親告別一直以來學習短歌的講座。她已經無法每個月投稿短歌，以往偶爾會到附近的百貨公司參加短歌講座，現在也已經無法出席。雖然這種情況已經持續好一陣子，但是母親受到篠老師很多指導，所以這一天才專程去向老師辭別。

這一年的日記，有四件弄丟東西和忘記東西的相關紀錄，其中兩件與我的生日有關。

四月十日　小正的生日也快到了，到津田沼的□□買生日卡，順便買了小禮物（用購物券），但是竟然弄丟了。真是有夠糊塗，沒辦法。

四月十二日　昨天送小正生日卡，原本買了一點禮物，卻在某處（咖啡廳、車站）弄丟了。今天去找也不知道在哪，只好放棄，無法買替代的東西，好苦惱。總覺得……今天身體狀況不好，無法到處找，傷腦筋。總之，至少有送卡片了，請見諒！

這一年，母親也有送我卡片，內容是這樣寫的：

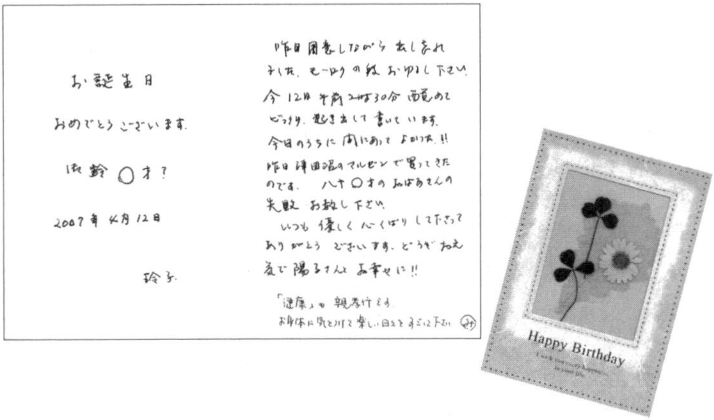
お誕生日
おめでとうございます。
御齢○才？
2007年4月12日
玲子
昨日用意しながら出し忘れ
ました。もーろくの段おゆるし下さい。
今12日午前2時30分目覚めて
びっくり、起きだして書いています。
今日のうちに間にあってよかった!!
昨日津田沼のマルゼンで買ってきた
のです。八十○才のおばあさんの
失敗お赦し下さい。
いつも優しく心くばりしてくださって
ありがとうございます。どうぞお元
気で陽子さんとお幸せに!!
「健康」が親孝行です。
お身体に気をつけて楽しい日々をすごして下さい
Happy Birthday

圖表2-9　2007年4月，母親給我的生日卡片

生日快樂。年齡〇歲？

二〇〇七年四月十二日　玲子

昨天寫好卻忘了寄出。老糊塗了，請見諒！

今天十二日凌晨兩點三十分，醒來嚇一跳。趕緊離開被窩寫卡片。

幸好今天來得及！

卡片是昨天在津田沼的丸善買的。八十〇歲老阿嬤的失誤，還請見諒！

謝謝你總是對我這麼貼心。請保持健康，與陽子一起幸福過日子！

同一天，我的日記也有記錄下收到母親的卡片。

四月十二日　收到母親寄來的生日卡，既然收件人的名字寫錯，那我就充當自己是「那個人」打開卡片，裡面寫著年齡○歲？

母親是在我生日當天的半夜醒來，找到留在桌上的卡片慌張寫好，然後趕忙投進郵筒吧。現在閱讀母親的日記，重新看著母親滿懷祝福的卡片，再凝視自己日記中的冰冷文字，不禁滿臉淚痕。該說見諒的人是我啊，媽媽！

這一年，母親與兩位心理學研究生，一起完成了生命回顧（見第二十四頁）。母親在最後寫了這段話：

正彥、陽彥、綠，請相信神的眷顧。我從小就失去父母，但是看到我的爸爸信仰虔誠，我也學著相信神，一路努力走過來。痛苦的時候就祈禱吧。不是向神撒嬌，而是託付給神。神會指示一條路的。

我不是一位好母親，很抱歉。物質上也一直很匱乏，對不起。受到你們很多的照顧。請在各自的道路上認真走下去。我衷心祈禱你們幸福。打從心底，感謝你們。

二〇〇七年六月十七日　玲子

腦袋一團亂，我好怕

二〇〇八年的日記本，是母親的最後一本日記。這本聯合國兒童基金會的日記本很美，所有內頁都有以孩童為主題所繪製的插畫，一頁可以記錄一週。這一年，母親有記錄的天數總計六十九天，內容幾乎都在感嘆認知能力衰退和自己的狀況。沿著母親的日記，追溯這一年的前半生活。

一月一日　陽彥一家和邦彥來訪（正彥感冒臥床）平靜美好的新年↑正彥已經恢復精神，三日打電話。

一月二日　有點累。一整天筋疲力盡，mi 到浦安的飯店向茶道老師（鈴木）拜年。我現在漫無目的、無所事事，迷迷糊糊的很不安。

一月三日　暖和的白天，又跑去睡午覺。一想到只能這樣過，就覺得很可嘆。綠可以照自己的意思生活，好羨慕。我的腦袋一團亂，思緒無法集中……電視的聲音聽在耳裡空虛無比。新年才開始沒多久就這樣……電視播著馬拉松。傍晚去散步，與mi一起。

新年頭三天，母親都在感嘆，「我的腦袋一團亂，思緒無法集中……電視的聲音聽在耳裡空虛無比」，反映母親無法掌控生活的茫然自失。重讀我這段時期的日記，可以看到母親頻繁來電，還有妹妹因母親情緒不穩打來求救。經過九天的空白，日記又出現新內容。

一月十三日　小正給我很棒的日記本。雖然晚了點有些可惜，今年就用這本日記記錄。孩子們的成長也讓我無比高興，雖然文筆不好，還是留下紀錄吧。

前一天，我在千葉縣演講完，回程到母親家住了一晚。我的日記也提到母親沒有日記本，所以我們一起去買。不過，母親實際用的日記本，第一頁寫著「小mi致贈」，所以是用妹妹送的，而與我一起去買的日記本，可能收到某處放好了吧。之後，母親還寫了一陣子無精打采的日記。

一月十九日　土筆新年會，缺席。

一月二十日　早上教會。今年年初身體不適，所以這是今年第一次參加彌撒。在小 mi 無微不至的照顧下，終於完成彌撒返家。竟然變得這麼不爭氣，新年才剛開始就這麼沒用。絲連休，所以忙著做料理等事。我也得努力。（今天幫傭不會來，很輕鬆。）

一月二十四日　胸算用〔與同學持續舉辦的古典文學讀書會〕（休），出了門，又覺得麻煩而回家（從車站）。

一月二十五日　~~土筆會（休）新年會~~　↓是一月十九日。

一月二十六日　新的一年開始就情緒低落，休息。

一月二十七日　彌撒。

一月二十八日　下午打算出席午餐會，也做了準備，最後關頭放棄出席。一個人悶悶不樂，擔心。給自己鼓舞，加油吧！背痛。

天主教會彌撒、古典文學研究會和短歌集會，至今以來支撐著母親的生活，母親拚命想緊緊抓住，卻辦不到，中途往往因挫折或是巨大疲憊感而放棄。隨著記憶障礙和定向感障礙惡化，母親一獨處就會亂想，總是擔心有沒有忘記什麼，或是我現在應該在這裡嗎？同時也喪失時間觀念。

母親無法忍受獨處的不安，總會找一些理由出門，但是最後沒有順利出去。「給自己鼓舞，加油吧！背痛」，看著母親的文字，身為兒子和精神科醫師的我，心就像被針刺一樣難過。之後，日記的記載量略有增加。

一月二十九日　除草沒完沒了。圍牆下面最顯眼，努力清除圍牆下面的草。今天一副要下雨的樣子，好苦惱。一整天幾乎都一個人，憂鬱，附近都沒有朋友，好寂寞。我不想變孤僻，必須更圓滑點。年老後要努力改變很費勁。

一月三十日　今天是●〔無法辨讀〕月底，必須提交短歌。已經沒有人會引導我，必須自己振作。從早上就一個人，上午都在睡覺。雖然沒有下雨，庭院卻雜草瘋長，投降。珍惜獨處的時間吧。

一月三十一日　提不起勁。一整天悶在家裡寫短歌、提交。變得沒有志氣，連我都受不了。朋友不來，我也不會去找朋友。不稍微打開心房，就會孤獨一人。傍晚與藤本去◯船一帶，在國道旁的餐廳吃晚餐。雖然是◯食，味道還算可以，輕鬆聊天後回家。提交短歌，好不容易啊！

二月一日　已經來到二月。三月前要好好振作，朝著新年度邁進。今天也是晴天，很舒服。上午去治療，精神好像不錯……今天還去了車站前老師那裡。上午在做什麼？只是接受治療，身體就變得很舒服。把以前編到一半的東西拿出來接著編。小mi拜託我煮紅豆，現在正在煮。

二月二日和三日的記載，一下子改寫日記本的日期，一下子在欄外補寫日期，時序出現混亂。

二月二日（？）身體不太舒服，身心都迷迷糊糊。週搞混（頭腦有些不清楚），日記也完全錯亂。一想到會這樣亂下去，就覺得很悲慘。稍微冷靜一點，整理一下心情吧。

二月三日（？）今天原本要去東京復活主教座堂，但是一早就在下雨，身體狀況也不太好，就偷懶沒去。也沒通知東京那邊的人。東京的□□搞不好有去彌撒，我卻沒能打電話知會。一整天都在客廳的桌前打瞌睡。真是慚愧。雪一直下到下午，積了十公分才停。這個●〔無法辨讀〕雖然很冷，但是整個世界都是雪，一片潔白。

二月三日〔？〕頭腦和身體都茫然失措，搞不清楚星期幾。好沒用。

二月三日〔？〕搞混二日和三日，好錯亂。今天是三日（日）因為下雨去不了東京，在家裡悶著。身體和頭腦都不好。

二月四日　昨天一團亂，頭腦無法冷靜很困擾。把週六、週日和週一搞混，傷腦筋。這週從週一就要振作！上午一位學生來訪，文靜美好的人。雖然年輕卻有很多可取之處，好羨慕。下午，雪逐漸融化。

母親提到的除草沒完沒了，和雜草瘋長，這個時期不可能發生，推測是母親晚上寫日記，想不起當天做了什麼，於是想到自己平時經常除草，覺得當天可能也有做，所以就當成實際有做的事了。

一月三十一日的提交短歌，也不是實際發生的事，應該是母親記得當天是同人誌的截稿日，覺得到了月底，自己應該已經整理好短歌投稿，所以就這樣寫在日記裡。「上午去治療，精神好像不錯……（略）上午在做什麼？」母親想不起來發生什麼事的時候，也會直接寫下來。二月三日的內容，母親雖然想把具體經過寫下來，卻想不起來記憶深處的專有名詞，於是空格變多了。日記的空格，相當於母親思考的空白。

日記中不斷出現搞不清楚星期幾和日期錯亂的紀錄。失去時間相關的定向感，日記記載出現混亂，這些母親都有自覺。**精神科醫師單純為了調查時間相關的定向感，往往會直接詢問疑似失智症的患者：「今天幾號？星期幾？」讀了母親的日記，我才發現這種問法有多麼不體貼，簡直助長患者的不安！**

之後，日記中斷了一個星期，直到十三日才又出現紀錄。

二月十三日　很想用心思考，卻難以釐清思緒。希望可以更清爽俐落的活著，卻不知為何生活過得如此沉重滯礙。稍微平靜了點，努力讀點書和思考。

二月十四日　傍晚在聖經讀書會（？）有好好學習，好開心。果然不用心準備，就無法獲得●●〔無法判讀〕。傍晚家裡只剩我一個，剛好可以好好思考和整理思緒。

二月十五日　晴天卻依然寒冷。嚴寒……多虧有太陽公公照耀。今天體育館也有人排排站做體操。下午讀書還有做一些事……本來應該有短歌會的吧？好像改時間了。我太常缺席，所以現在被忽略（？）了嗎？也不來通知。至少短歌我還想再持續下去，我必須持續下去！下午也有人來，談了很多事，很忙。傍晚前都有人來訪。

二月十七日　彌撒（在津田沼的教堂）結束之後去上墳（與小mi一起）。很多事要做，很忙。傍晚終於靜下來寫些東西。總覺得今天很多人來訪，收到加山送的青森土產。幸好外出有小mi相陪。

二月十八日　早上，學生（記憶訓練）回去吃午餐，鬆口氣歇會兒。以前的東京非常●（無法判讀）。不知其他人是否也與小mi無緣。幸好今天天氣也穩定下來，但我還是沒有精神外出，窩在家裡。白天也在睡覺，傷腦筋。決定下午要再振作一點。

二月十九日　上午很安靜。mi去打工？下午有新的人來家裡。有些混亂，搞不清楚。拜託谷津的便當店送餐。

二〇〇八年一月二十八日至二月十九日期間，是母親的日記還保有日記體裁的最後時期，也是母親對抗認知能力衰退，極力維持自我的最後時刻。一月二十八日至二月四日，母親嘗試最後的抵抗。日記空白一週後，二月十三日的日記上寫著，「很想用心思考，卻難以釐清思緒」，之後到十九日為止的記載，母親已經不再激勵自己反抗，而是對現實束手無策、一片茫然。

這個時期，母親已經無法辨識家人以外的訪客。訪客來訪都會自我介紹，母親也表示理解，但一旦訪客離開，母親就會忘記剛剛誰來過，又是為什麼而來。為了幫助母親，我們請來心理醫師和幫傭。每次他們進出母親家，都會向母親自我介紹，但是母親的印象只是「很多人來訪」。

日記有完整記載的部分，就到此為止。四月時，母親在三日寫了，「早上，醫師來家裡看診。有點沒力氣」，之後就沒有任何紀錄。

這段時期的母親，在家裡是如何度過？心理醫師紫藤惠美，每週都來幫母親做認知復健，她的觀察報告準確記錄母親的情況。紫藤和相澤亞由美兩人，一邊進行認知復健，一邊把母親的情況寫下來。

二月二十日　復健中，教會友人來電。想做筆記卻跟不上速度，又好像不知道該寫什麼才好。電話的應答有條理。

二月二十五日　桌上有點心，上面的紙條寫「與紫藤一起享用」，齋藤卻無法發現，一直在找茶點心。如果看到紙條，可能會按照指示去做，卻無法發現紙條。茶點心之類的紙條，放在齋藤習慣會去翻找的茶具櫃會不會比較好？

三月十日　喝茶聊天的時候，齋藤不太會使用紅茶茶壺，顯得不知所措。齋藤拿錯湯匙或叉子，覺得真糟糕……心情陷入低落。我講笑話想活絡氣氛，齋藤還是很不安的樣子。期間齋藤說沒有眼鏡，跑去找。一度接受找不到，但是過陣子又說沒有眼鏡，起身去找。每次都幫齋藤找到放棄為止，但是當時的情緒都很不穩定。為了減少東西忘記放在哪的情況，是否可以想些辦法呢？研究中。

三月二十四日　準備泡茶的時候，齋藤好幾次來回廚房和飯廳，似乎搞不清楚自己要做什麼，彷徨失措的樣子。到廚房找砂糖用的湯匙，卻又不知道為什麼到廚房，只好走回來。桌上放著裝砂糖的容器，蓋子與桌子是同一色系，齋藤站著往下看無法發現是砂糖罐，於是坐回椅子。一坐下，她從側邊角度可以看到容器中的砂糖，所以意識到沒有砂糖匙，就要起身去拿。同樣事情重複了好幾次。如果打開砂糖罐，讓站著也可以看到砂糖的話，就算齋藤疑惑為什麼要進廚房，回到飯廳就坐前，就可以想起自己要做什麼。

紫藤不只觀察母親的狀況，還會從心理學的角度分析母親為什麼混亂，再提出具體的應對建議。由於妹妹外出工作，紫藤等人的建議，為獨自在家的母親帶來很大的幫助。

母親在紫藤面前驚慌失措，獨處時又是如何度過？會不會馬上累得丟掉努力，跑到床上去睡呢？這樣的生活會讓時間定向感衰退得更加嚴重。

三月三十、三十一日，母親與我弟弟一家人到犬吠埼旅行。這次旅行的前後情況，母親完全沒有記載，卻為母親的人生帶來巨大變化。旅行回來當日，同行的弟妹佐智子寫郵件給妹妹，描述母親旅行中的狀況。為了方便大家閱讀，我在引用時調整了標點符號和換行。

三月三十一日　佐智子↓綠

晚安，與媽的溫泉旅行平安回家。

結果還是讓綠送我們到東船橋才開始旅行。媽或許比平時還緊張吧，走路速度也很快。旅程就在擔心媽會不會疲憊中拉開序幕。總武線誤點，有點擔心，後來在千葉搭上特急列車，與陽和智彥會合，花大錢搭綠色車廂（空蕩蕩，覺得寂寞又冷）到銚子，再從銚子搭銚子電鐵到犬吠埼，之後轉搭小型巴士到旅館。

媽一直搞不清楚「要去哪裡？要做什麼？」雖然說了好幾次，媽在當下覺得安心，但之後又會繼續問，就這樣一直問到最後。

飯店的房間很大、很棒，但是媽好像有些畏縮。媽馬上吃了日式饅頭，當我把剩下的點心放到桌上，她就要伸手再拿第二個，所以我趕快收到她看不見的地方。媽一臉「肚子餓了……」的不滿表情，我當作沒看到！為了轉換心情去泡澡。媽很高興的表示，「好久沒泡溫泉了呀！」媽走路很小心，所以不用擔心跌倒。竹籃放在哪裡等事宜，媽也有好好聽我講，所以沒有放錯，順利過關！媽洗了身體還有頭髮，好好泡了湯，我幫她把頭髮弄乾，她覺得舒服，很開心的樣子。一般情況下，媽還是原來的樣子。出了澡堂後，在喝麥茶的角落稍作停頓，休息五分鐘。媽好像非得在麥茶加糖的樣子，所以最後加了糖。我一度不經意的提到，「加糖可以提振精神的話就加吧」，媽還是喝了加糖麥茶。

媽真的吃很多。不過，她中途竟流著淚說，「我弄錯點了這麼多，結帳卻沒有帶錢……」泡澡時，媽還講了令人莞爾的話：「這間飯店我來過好幾次，這次我邀大家來……。」這時我又再向媽說明一次。餐點美味就可喜可賀啦！

之後，媽好像吃很飽就去休息，我決定再泡一次溫泉（趁現在！）媽便說「哎呀，我也要去」，我很委婉的回絕了，這似乎讓媽很不滿，陽和智彥又不在，慘了。媽表面上說「枕頭不合適」，我只得打電話向櫃檯索取比較低的枕頭，或是在坐墊上捲起浴巾放著，但是媽通通不滿意，簡直嘆氣到天邊！打電話給綠就是在這個時候。託綠的福，媽平靜了些。因此慢慢改變話題，之後又回到原點，開始問為什麼會來這裡，後來讓媽吃了藥，就寢。

這場混亂發生時，陽去做按摩所以沒有碰到，但是他在最後出面解決了紛爭。兒子說的話是特別的！晚上媽醒來四次左右上廁所。一次浴衣的帶子鬆開掉到床下，馬上就找到了，幸好！還好媽半夜忘記了「枕頭的不滿」。

早上媽舒服的醒來，竟然說「想再去泡一次澡」，一下子就跑去了。很積極對吧？媽早餐也吃很多，愉快的離開飯店，買了銚子名產溼仙貝當伴手禮，踏上歸途。雖然兩天都冷，但是今天還下大雨，幸好只要走一小段距離，沒有問題。不過，因為還有枴杖，沒辦法讓媽自己撐傘走。按照昨天的路線折返，在千葉與陽和智彥分開，然後在船橋買了三明治回家當午餐。綠明明幫我們預約了暖氣設備，媽還是說好冷、好冷。希望媽沒有感冒。

旅行中，智彥有一半機率被媽叫成「陽陽」〔弟弟幼時的小名〕。每次看到智彥就會出現下列對話「長好大了呢！已經大學了吧？」「不是，現在是高中喔」「哎呀！那得慶祝啊！」不過，昨晚媽說了偉大的夢想：「我想看智彥娶妻」！我確信媽會健康的再活十五年。

雖然媽似乎不清楚自己在做什麼，卻一直很愉快，應該也有體會到旅行的「非日常感」吧。總之，我們的旅行很愉快，可喜可賀。　佐智子

佐智子與我們兄弟自小相識，從小就很清楚母親的事。在母親需要人照顧之後，也經常帶兒子智彥來找母親。因此，她應該很清楚母親的日常情況，但一起度過一晚，就發生以前沒遇過的種種問題，還得獨自面對，想必很不知所措吧！

母親把孫子誤認為兒子，還說長好大了呢！不停重複做同樣的事，當下想做的事，毫不猶豫就去做，被制止就會身體不舒服……就像教科書裡出現的失智阿嬤。在描述母親行為的字裡行間，可以看出佐智子的吃驚和不知所措。妹妹也回

覆郵件給佐智子。

三月三十一日　綠→佐智子

小佐，泡澡時很辛苦吧！與媽一起泡澡都不能好好享受呢……我沒有陪著一起去真是抱歉！媽似乎覺得泡澡可以睡得好。當我晚上泡澡，媽就會跑來探看說：「我睡不著，之後可以泡澡嗎？」就算我說等一下，媽還是會一直跑來講同樣的話，根本不能好好泡澡……以前我還會生氣大罵：「拜託讓我好好泡個澡！」但是最近總覺得媽變得怯懦，看起來很可憐，結果就變成我出來，讓媽進去泡，然後睡覺……就這樣和平解決。媽把旅行的事記得很清楚喔，有好好旅行真是太好了！（略）　綠

這段時期，妹妹的職場環境也發生變化，工作上的責任越來越重。與此同時，還出現了母親的看護問題。

佐智子在郵件裡寫，旅行中當她辛苦處理母親的混亂情緒時，弟弟正在接受按摩，等事情處理得差不多，弟弟出現後，母親馬上就乖乖聽話。弟弟對佐智子

辛苦的部分視而不見，只在最後輕鬆祭出「兒子」牌，就把母親給說服。比起拚命照顧自己的女兒和媳婦，母親更聽兒子們的話。

佐智子與妹妹往返郵件時，我與弟弟也互通郵件。旅行結束隔天，四月一日弟弟寫郵件給我，應該是看了母親旅行中的樣子，對母親失智症的惡化程度感到吃驚。我可以體會弟弟的緊張心情。

四月一日　陽彥↓正彥

我覺得老媽一個人生活很危險。如果在船橋的家生活，白天要送日托中心，接送和其他時間就要拜託幫傭，如果入住安養中心，綠就住在附近，到底怎麼做比較好？應該儘快實行吧。一直覺得很可能發生火災或受傷等事故。哥哥怎麼看？　陽彥

弟弟早就擔心母親白天都獨自待著，一直主張決定明確的照護方針，但我每次都用曖昧的回覆拖延問題，這時候應該也一樣，即使我被弟弟逼著決定是否讓母親入住安養中心，我還是無法決斷，給了優柔寡斷的回應（我的回信郵件沒留

著）。對於我的回信，弟弟寫了「又沒有結論」的郵件給我。

四月二日　陽彥→正彥，沒有結論

又是沒有結論的談話。經過一晚的旅行，覺得媽一個人待著超危險！而且已經對大部分的社會資訊不感興趣。電視報導和連續劇，她看得懂嗎？哥從專家的角度來看，判斷媽這種情況待在家裡沒問題，我就聽哥的，但我非常擔心！

我感覺媽好像已經無法自主判斷。拜託哥趕緊安排日托和接送事宜。我只顧著說自己的意見，不好意思。雖然談過好幾次，究竟坂戶和東京的安養中心，哪邊對媽而言比較幸福？　陽彥

四月三日　正彥→陽彥，Re：沒有結論

一般來說，像媽這種狀態還在家生活的人很多。只要有人陪在身邊，在家裡還是可以完成許多事。綠有加派幫傭，也有與日托簽訂契約，我委託的家庭教師〔心理學的研究生〕每週會探望媽兩次，其中一天會延長時間，陪媽吃午餐和散步。媽明顯在家裡最安定。

安養中心的話，目前來說在我家附近比較好，狀況更嚴重就要到坂戶了吧！

爸那時的情況也一樣，綠一個人努力到現在，要好好聽她的意見。我週末也會去看媽，下週四也會陪媽一起去癌症研究中心。

無論是坂戶或世田谷，只靠媽的存款很難負擔得起。成年監護的文件也在準備中，最近備妥資料再一起商量吧。媽目前獨自在家，受傷很難說，火災的話應該不用擔心（自己不會去用火）。

正彥

相對於我的猶豫不決，我的妻子反而跳出來採取行動。她參觀了我們家附近的老人自費安養中心，並蒐集資料，鎖定了其中幾家。

四月四日週五，我住在母親家。我五日的日記中，出現我向妹妹提出讓母親入住我家附近的安養中心。六日還寫到我去參觀母親即將入住的老人安養中心。在我的印象中，只模糊記得自己心不在焉的聽著妻子蒐集來的老人安養中心資訊。結果，我也只參觀了一間，還是妻子多方比較後，覺得最理想的那一間。

我只參觀過一次，就找弟弟、妹妹商量然後申請入住，等著選定的房間空出來。現在回想起來，我當時還沒決定怎麼做比較好，就被弟弟催著、踏上妻子鋪好的道路。我的猶豫不決和母親的意願都被撇在一邊，事情就這樣進展下去。

由於擔心母親的生活，我把週四的工作排開，每週三晚上到週四住在母親那。為了盡量縮短母親一個人待在家的時間，我們嘗試加派幫傭和送母親去日托，但是她去日托似乎沒有比較開心，馬上就以身體不適為由不去。

此外，有兩位心理醫師一週會來兩次，其中一位是紫藤，每週的記憶訓練後，都會陪母親吃午餐。實際上，以母親當時的情況，白天獨自在家已經非常危險。紫藤四月四日第一次陪母親吃飯，寫了觀察報告。

> 四月四日
>
> 來訪時，齋藤正在講電話。玄關的門沒鎖。等電話講完我出聲招呼，卻沒有回應。按門鈴就有反應。玄關的門開著沒關，似乎難以察覺玄關附近的動靜。談話中，有時會重複或是忘記自己前面講的話，但是對我的問話可以回想事情，整體對話合理，表情也很豐富。
>
> 一起到廚房準備午餐，齋藤會把食物放在微波爐忘記拿出來。至於味噌湯，好像要走到瓦斯爐前面，才會想起鍋子正在煮湯。我想陪齋藤多進幾次廚房，觀察一下實際情況。

四月九日星期三，我結束工作，前往船橋留宿母親家，對母親提起老人安養中心的事。我一直擔心母親的反應，但是當我說安養中心離我家很近時，母親很乾脆就同意了。不過，從之後的過程來看，母親根本不是在真正理解的情況下答應，我又不是外行人，怎麼可能沒發現母親根本什麼都不知道。

不過，當我開口說讓母親住在我家附近的老人安養中心，母親對我說了「謝謝」，其實我鬆了好大一口氣。我只聽進去母親沒說不要，而且很高興可以回東京，其餘的事我都當作不知道。或許母親也刻意忽略不安，避免深入談論這件事吧。

五月十日，紫藤的觀察報告寫著，「齋藤開心的說或許可以回東京。還說如果我到東京再一起出去。還談到以後不能再給綠添麻煩，去東京很好，可以減輕負擔。到東京這件事，齋藤似乎是真的很高興」。當然，母親當時對往後的生活並沒有正確認知，她的情況，簡直就像對現況莫名不安的失智症患者，想要回到已經沒有任何舊識的故鄉。

申請入住老人安養中心之後，我們又各自做自己的事。四月十二日，我迎來五十六歲生日。當天晚上，或許是妹妹催促，我接到母親打來的祝賀電話。四月十五日，遲了三天，母親寄來最後的生日賀卡。

生日快樂。

我與小 mi 兩人一起祝賀哥哥。請保持健康，努力讓工作越來越好。打從心底祝福你。　玲子

之後，母親持續過著危險潛伏的生活。四月二十六日星期六，我回老家探望母親。

四月二十六日　到家時，玄關前的門鎖著。按了好幾次門鈴，母親竟然穿著內衣從玄關跑出來，嚇了我一跳。我慌忙制止母親，從門外開門進屋。綠外出，母親在睡覺的樣子。母親不停向我訴說身體不舒服，除了健忘外，理解力和判斷力都很差。我陪母親等綠回家。一起打掃庭院。

母親穿著內衣出現在玄關，即使在門前的不是我，母親也會這樣做吧。我老

家的玄關到大門，必須下五、六階階梯，如果母親睡迷糊踩空怎麼辦？

五月十七日，母親迎來八十四歲生日。母親的日記從四月四日以後，就沒有任何記載，只有這天有寫東西，或許是母親最後意識到的生日。在生日這天，母親宛如祈禱一樣，寫下往後也要好好生活的抱負。

五月十七日　今天是我生日，呆愣著提不起勁。深深覺得應該多關心周遭，謹慎的活下去。今天沒安排，也沒有講座。輕鬆的一天。上午在家，接到祝賀電話（青島、岩崎等人來電）。下午與小 mi 到谷津，買了一件日常穿的褲子，用於做事。託大家的福，我今天八十四歲了。

「今天沒安排」這句話根本不必刻意寫，母親很早就已經遠離各種社交活動。即使如此，還是有幾位朋友打電話來祝賀生日，下午還與妹妹到附近購物。買了用來做家事的「日常用褲子」，是希望可以「好好工作」吧。接著母親的日記中斷兩週，只有月底的兩天有寫東西。

五月三十日　休假日。mi銀行休息。上午去講座，下午外出，到晚上才回家。我下午去買東西（競馬場車站），悠閒度過。晚上到〇〇的店逛一逛，獨自吃晚餐。小 mi 下午就出門，十點前不會回來，寧靜的夜晚。好像要下雨的樣子，獨自反省一整天的事。

五月三十一日　（雨）從昨天就覺得身體不舒服，或許是習慣偷懶，但是完全無法振作，毫無辦法。一整天渾渾噩噩，到傍晚我在想一天是怎麼過的？傍晚與小 mi 一起做料理，但是完全提不起勁。天氣也讓人受不了。已經傍晚了。今天還有數小時，很想好好度過。是不是有點累了呢？

三十日的日記，幾乎是母親想像出來的。母親已經不出席短歌講座，也無法在晚上獨自外出。妹妹晚歸的夜晚，母親寫下「獨自反省一整天的事」，都在反省什麼事？三十一日，到了傍晚，母親完全想不起來先前做了什麼，難過的寫下「今天還有數小時，很想好好度過」。

我也會盡量回老家陪母親。五月二十四日，我的日記上寫母親在家不是打瞌睡，就是重複講相同的事，或是慌張的找東西。只有我們一起在庭院除草時，母親才會有平靜、安穩的表情。

我們一起除草，累了就坐在庭院的石頭上休息。休息一陣子，繼續彎下腰除草。母親不會像在家裡一樣，用不安的表情問我：「這樣可以嗎？」、「接著要怎麼做？」雖然她只是默默除著草，卻不知為何看起來很愉快。我在日記寫著，「做這樣的事就可以安穩的做，母親的腦中沒有意識到時間」。

來到六月，安養中心通知申請的房間已經可以入住。不管我和母親的意願如何，事情已經不斷往下走，但是我的遲疑還是沒有消失。我用郵件知會弟弟和妹妹，安養中心已經聯絡可以入住。

六月六日　正彥→陽彥、綠，Subject：安養中心 Clara Yōga

今天，附近的安養中心 Clara Yōga 來電，通知房間可以入住。媽這陣子情況比較穩定，本想再維持現狀一陣子，但也到了食物容易壞的時期，我覺得這個時候讓媽入住比較好。緊急，請告知你們的意見。先不管何時入住，至少回覆要不要讓媽住進這家安養中心，必須在週日五點前聯絡。　正彥弟弟馬上回覆如期進行，妹妹也沒有反對。不過，妹妹的字裡行間卻充滿著猶豫。

六月七日　綠→正彥、陽彥，Re：安養中心 Clara Yōga

媽最近情況比較穩定，是不是再等等？但還是聽從專家的意見。週日傍晚前回覆的話，哥可以來一趟，與媽好好談談嗎？

很多幫傭來家裡或是媽去日托，媽好像都很有壓力。她一直渴望「回東京」，如果好好跟她談，她應該會欣然接受吧。

不過，我現在工作很忙，每天晚上都在公司待到超過九點，疲勞到極點，週末真的沒有餘力準備搬家……就算穿便服，至少也要看起來乾乾淨淨，否則很丟臉吧。

同一天晚上，妹妹又寄來一封郵件。

六月七日　綠→正彥、陽彥、佐智子，Re：安養中心 Clara Yōga

參觀要與媽談過比較好，今天原本想向媽提起，卻說不出口。

其實負擔還不到臨界點，也覺得怎麼可以這麼輕易就把養育、疼愛自己多年的媽媽交給別人照顧……今天在家裡想起很多回憶，不禁流下眼淚……。

雖說如此，媽的狀態不會一直都很穩定，總有一天會來到臨界點吧。　緣

隔天，我回信給妹妹。除了安撫她，也是為了說服自己這樣做就好。

六月八日　正彥→緣，Re：安養中心 Clara Yōga

照顧爸爸和媽媽，都讓緣幫很多忙，真的很感謝，媽也很謝謝緣。事到臨頭，我也是遲疑不決。總覺得維持現狀也還能撐下去吧。不過，這家安養中心就在我家附近，簡直求之不得，設備也很新，而且是以十人為單位的家庭式小單元照護（Unit Care）。入住以後，就寫信告知媽的朋友們吧。一定會有人來探望媽。安排要趁早，不能等到迫不得已才做，要趁還有餘裕的時候，預先做好下一步打算。

等媽入住安養中心，至今一直讓緣和陽彥承擔的部分，多少也可以由我們承

擔。Clara 離我家很近，就近照顧對身體負擔不大，應該沒有問題。入住準備也不必一次性大規模搬家，就像準備長途旅行就好，之後再看周圍環境做調整，陽子會幫忙準備，她說月底也會過去幫忙。　正彥

一九八八年，母親六十四歲時照顧著父親，如今已經八十四歲。不過，年紀變大的不是只有母親，當年三十八歲的我也已經五十八歲，弟弟和妹妹也到中年，幸好我們三個都很健康的工作著，但是職場環境不斷變化，我的岳父也罹患前列腺癌，才剛出院返家實施居家用氧，並由醫師到宅看診。

六月七日，我開始辦理入住老人安養中心的手續。二十一日，為了入住準備，安養中心的職員到家裡面談。母親當時沒有明確了解，入住安養中心是怎麼一回事，被問到是否有意願入住時，毫無遲疑的答應了。

不過，母親還不清楚入住安養中心，會讓生活產生什麼改變。她應該不知道在安養中心生活，就是要獨自住在單人房，到大廳會遇到很多陌生人。就算當時母親完全不清楚狀況，總之只要她願意答應入住安養中心，我就鬆了一口氣。

入住日是七月六日星期日，這天，母親搭著妹妹的車前往安養中心，我直接

在那裡迎接母親。我的日記是這樣寫的。

七月六日　午餐後，前往 Clara。兩點過後，母親和妹妹一起抵達。由於房間很單調，我回家拿了小桌子和椅子。母親雖然一直想住東京的老人安養中心，但看起來很不安，不太高興的樣子。即使如此，母親在聽了安養中心的說明後，當下似乎接受了。綠先回家，我晚點才回家。沒多久，安養中心來電說母親很激動，我急忙回去說服母親。晚餐後，我又去了一趟安養中心陪母親說話。在母親習慣之前應該會很辛苦！

聽負責人說明時，母親看起來雖然很不安，但是似乎記得自己一直說想住東京的老人安養中心，所以沒有強烈反抗。

不過，母親後來可能以為孩子們把她留在安養中心各自回家，只剩自己獨自被丟在不熟悉的地方，所以開始大吵大鬧。一接到安養中心的電話，我就馬上折返，還好我選了離家只須數分鐘車程的安養中心！由於擔心晚上的情況，吃過晚餐我又去探望母親。同一天，母親也寫了日記，但母親搞錯日期，在一個月前的六月六日欄位寫了下列內容。

六月〔實際是七月〕六日　晴天，正彥也來，準備很多家裡的東西。處理溫泉和食堂的分派。下午吃很多點心。晚上也來談明天的事。

「晚上也來談明天的事」，應該指的是我晚餐後去找母親談話。「準備家裡的東西」，表示母親知道自己在老人安養中心吧。「溫泉和食堂的分派」，應該是指白天負責人為我們說明入浴時間和食堂座位。不過，母親的理解只停留在當下，隨著時間經過，馬上又會搞不清楚狀況。隔天，我結束工作去探望母親，母親居然在房間打包。不過，母親之後好像逐漸適應安養中心的生活。

六月〔實際是七月〕十日　洋子〔陽子的錯字〕幫我許多忙。

六月〔實際是七月〕十一日　又是什麼都搞不懂的一天。不過很平靜的吃了飯。萬事不如意覺得很困難。想再努力一點。感謝M來訪。自己想做點什麼，最後還是什麼都搞不懂。

同一天，我的日記是這樣寫的。

七月十一日　超過八點半，我到 Clara 找母親。母親一天比一天適應。今天在自己的房間接受服務，還一邊談天說笑。週末時，拜託綠拿來《源氏物語》，一點一點開始閱讀。

安養中心的位置，在我工作通勤的車站和我家中間，工作結束如果不會太晚，我就會去探望母親再回家。每當我去探訪，母親都不停傾訴她的擔憂和不舒服，根本不能好好談話。

為了排解母親的寂寞，我決定與母親一起讀《源氏物語》，我拜託綠從老家的「日本古典文學大系」中拿來《源氏物語》全五卷。當然，也不全是為了母親，其實也是想打發兩個人的相處時間。不過，這個計畫沒多久就宣告中止，因為我讀《源氏物語》給她聽，她也只是心不在焉的回應「喔，這樣喔」，沒有更多反應。

紛亂的日記裡，充滿母親無法了解周圍情況的擔心。

七月十八日　好歹成為新公寓的住戶，卻還沒跟大家打招呼。一整天都關在房間裡。生活用品也很不齊全，不知道該怎麼辦，要請教誰才好？錢和用品都沒準備，傷腦筋到極點。這裡景觀好，是滿不錯的住所，總之得開始努力習慣。

七月十九日　逐漸住得比較習慣了……但還是很少外出和購物，自己還要畏縮到什麼時候？反省中。時間真的過很快，什麼都沒做就過了一天。很想「更有意義的度過」，卻每天都虛耗光陰。時光飛逝，必須上緊發條。

七月二十六日　小 mi 來訪，幫我整理很多東西。桌子、抽屜還有其他東西，我都不知道該怎麼整理，很傷腦筋。懷念以前一起住的時候。

七月二十九日　陽彥、佐智子、陽子各自的教名。在花店買花。

七月三十日　拜訪正彥家。晚上讓正彥送我回去。

七月三十一日　參觀公寓內部，與小 mi 一起。

母親確實逐漸習慣安養中心的生活，但是隨著日子過去，她越來越搞不清楚自己待的地方是哪裡，又是為什麼會來到這裡。

八月三日，我們在母親的房間安裝電話，為了避免打錯，我把一號設定為我的手機號碼，二號則是妹妹的手機號碼，並在電話前的牆壁貼上便條紙。這時候的母親，就算口頭表示她理解，實際上常常不會操作，所以我們當場讓她練習打電話。母親好像也有記住這件事，在日記上寫：

「八月三日　綠來訪，幫我整理很多東西。安裝電話」。

為了讓母親方便筆記，我在她的房間放了筆記本。對照前後記載，應該是在八月上旬的頁面上，出現了下列內容（見第二二九頁圖表2-10）。

「世田谷區櫻新町」、「長住老人安養中心」

用長住這一詞很怪，或許是不知道自己身在何處，向這裡的職員詢問住址才記下來的吧。「這裡是哪裡？吃飯不用付錢嗎？」我們反覆被母親問到這些問題，心中莫可奈何。我告訴母親，住在老人安養中心已經有付費，請她不用擔心，但幾次下來我也難掩焦躁。

母親為了不讓自己忘記，才會在筆記本寫上「長住老人安養中心」吧。這句話的下面畫了兩條波浪線和一條直線，應該是害怕被我責罵，為了記起來才這麼做的吧。入住安養中心後，母親的日記不一定寫在日記本，有時也會寫在筆記本上。

八月十一日　紫藤

八月十二日　小 mi 來訪，帶來箱根寄木細工的牌子。在一起半天，好高興天氣很好，平靜的一天。

八月十五日　〔筆記本〕致電M，拜託幫忙補足缺乏的用品，慢慢為我解說不是〇，而是其他。

八月十六日　上午正彥拿點心（鶴屋）來。下午，小 mi 預計會來。

八月十九日　〔筆記本〕上午無所事事。沒有〇〇也沒有收音機的生活，無法靜心。下午去看校園花圃的花。道路兩旁種植低矮的樹木，舒適的石頭步道，讓人覺得很舒服，這裡變成我喜歡的地點。車子行駛的寬大道路安靜整齊，看著很舒服。雖然沒辦法走很遠（因為很熱），但是換了鞋子走出去，總覺得很開心。慢慢可以出門，我覺得很好。終於有心情寫日記。必須快點穩定下來，我在努力中。思考如何安排時間，想想接下來要怎麼過。晚上大家都早睡，一片寂靜。習慣這裡的生活很不容易，還好不是冬天。

八月二十日　早睡，醒來是下午六點，今天得以悠閒度過。在屋子裡上下散步……雖然無法到戶外，但是運動量應該夠了吧。現在大家都在休息，很安靜。只有走廊的燈光還亮著。要說寂寞確實很寂寞，但這也是一種恩賜，我打從心底接受。

母親一方面說心情變平靜，又似乎把老人安養中心當成學校宿舍。

八月十八日，紫藤來探望母親，陪母親到附近散步，所以八月十九日的記載，說不定是十八日寫的吧。八月二十日，母親寫「早睡，醒來是下午六點」，應該也是搞錯時間。但是在半夜醒來，到走廊散步應該是事實。「這也是一種恩賜，我打從心底接受」這句話讓我很難過。

九月的日記本完全沒有記載。下列內容，母親是寫在封面寫有「備忘錄」的小小筆記本。

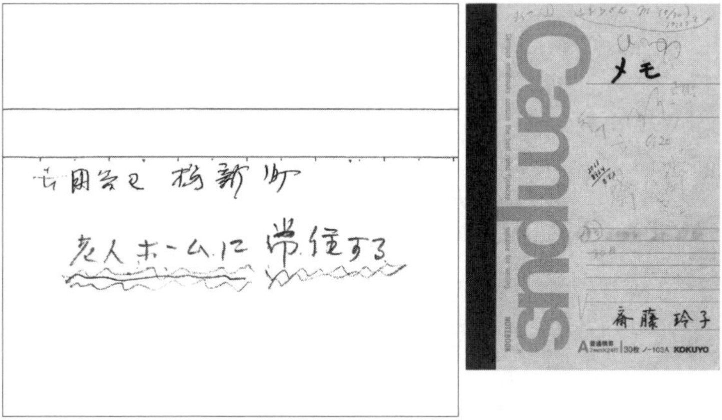

圖表2-10　寫著「備忘錄」的筆記本，「世田谷區櫻新町」、「長住老人安養中心」

九月二日　十點三十九分，睡一會兒醒來，不知所措。致電小 mi 說一下話。吃餅乾。在公寓的走廊走路。有點想睡。我想要小型電視。

九月六日　一想到明天的事，就覺得好多事都連不起來，很不安。神啊，請幫幫我！想拿秋裝，卻去不了船橋。一天比一天更失智，我好怕。明天也去不了教會，想回老家拿衣服，不知道可不可以？到了換季時期，好苦惱。

九月七日　與 mi 到東京復活主教座堂參加追悼會，R，在世田谷。

日期不明　香皂、線、針、剪刀、洗衣肥皂、裙子、襯衫、毛毯、砂糖、鹽、胡椒、味噌（調味料和油）、烤網、鍋子、煮水壺、烤網、平底鍋、盤子、茶壺、筷子、湯匙、刀子、叉子和菜刀。

九月九日　睡衣、褲子、室內拖鞋、室外拖鞋、毛巾、毛巾架、毛巾毯（夜晚用）。

母親應該是不清楚自己正接受老人安養中心的照顧，才會把房間內缺的生活用品和廚房用品列舉出來吧？與日記本不同，備忘錄也是我們與母親交流的媒介。我每次去探望母親，都會看一下備忘錄上寫了什麼。當我看到九月六日的內容，「一想到明天的事，就覺得好多事都連不起來，很不安。神啊，請幫幫我！」、「一天比一天更失智，我好怕」真的是百感交集。

十月，母親又在日記本上寫東西。大多數日子，與其說是寫文章，更多是記下單字或是一句話，不過還是可以感受到母親的心情。

十月六日　寂寞，致電mi。

十月十日　體操？

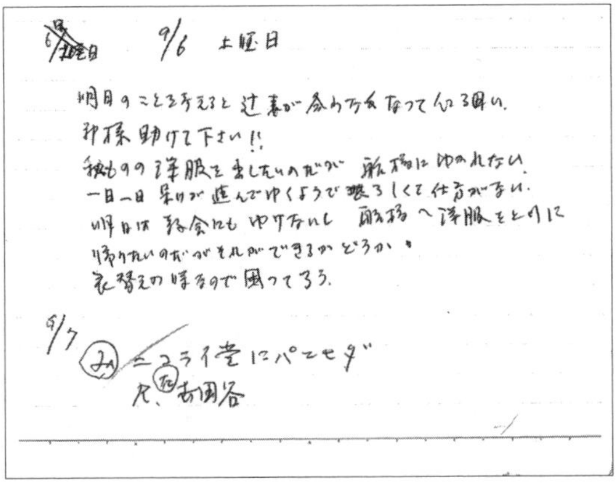

圖表2-11　備忘錄上的內容：「神啊，請幫幫我！」

十月十一日　下午兩點左右，小 mi 來訪，在船橋住一晚，教會。

◎十一日星期六 mi 兩點來接，到船橋住一晚，錢包現在有兩千零八十六日圓，mi 致電，了解現在的事，安心。

十月十二日　致電A與小智遊東京。

十月十三日　紫藤休假。

十月十四日　寄信。事情（一結束）就忘了。好像完全變ㄐㄧㄢˋ ㄨㄤˋ ㄓㄥˋ（□忘症），好悲慘，晚餐，小 mi 當主持人，主持集會的◯。

十月十七日　醫院一整天。

十月十八日　mi、正來訪。與 mi 去散步。

十月二十日　十點半記憶復健，紫

藤。

十月二十一日　下午兩點致電mi，準備女子大聚會。

十月二十三日　A來訪，致電mi，每天的內容都不清楚，白天接到電話，談同學會的事。記憶不可靠，好不中用。

十月二十四日　M來訪（夜）。

十月二十七日　東女的同學會，拜託小mi陪我出席〔欄外有確認「陪」怎麼寫的痕跡〕。

十月〔日期不明〕久違在半夜醒來，明明想睡卻睡不著。不能變成壞習慣，必須想辦法避免……半夜起床很安靜自在，但是會影響到明天的活動，必須想辦法避免……開始打哈欠，必須趕快去睡。

十一月五日　下午，提早用（晚）餐，在陽臺吃晚餐很美味。晚上早睡無法打電話，也沒有人來電，好寂寞。這週呢？《白日原野》，停寫短歌好寂寞。

十月二十日，母親在日記寫「記憶復健，紫藤」，這天紫藤的報告寫下訪問母親的情況。

十月二十日

齋藤醫師、綠小姐

齋藤說想去外面，所以到中庭晒太陽。那時，齋藤好像自言自語的說「已經不行了啊」、「搞不清楚什麼是什麼」、「別人說了什麼我也不懂，只能一直應好」，之後就若無其事的談話……在中庭談話一中斷，她就很不安的詢問我「這裡是哪裡？為什麼來這裡？」思考了一下，然後自己想起來「我是住在這裡的二樓對吧？」大致上清楚方位。

據說即使與朋友聊天，也跟不上節奏（可能也因為個性不愛插話），沉默的時候，好像不知道自己在做什麼、聊什麼，很不知所措。

稍微沉默和注意力分散後，就無法掌握狀況，不知道自己在做什麼，然後變得不安。齋藤不想讓我看到她擔憂的樣子，往往表現得很堅強。在她面露徬徨時，我就會告訴她「現在正在做什麼」，若無其事的重複談話要點，她就會鬆一口氣。

詢問齋藤「有沒有擔心的事情？」她也講不清楚、無奈的樣子。我沒有刻意追問，等齋藤不經意說出口時，在她身邊陪著或許就可以稍微緩解不安。　紫藤十二月十四日，父親的第二十次忌日，母親外宿在自己家，我們也齊聚老家，久違的一起吃飯。不過，大家聊得越起勁，母親就越跟不上話題，表情也漸漸黯淡，然後開始恍神。傍晚，我開車送母親回安養中心。看到安養中心附近的花店時，母親看起來真的很開心，並說：「啊～終於到了。彎過去就到了吧」。難為妹妹前一晚還拚命安撫母親，還好妹妹沒問起這件事。

母親的筆記本，夾著一張用油性筆書寫的綠色詩箋，上面畫有看起來像是聖誕樹的圖畫，或許畫的是安養中心的聖誕樹吧。詩箋上是母親的字，留有反覆推敲的痕跡，最後寫成這首短歌。

縱然世事無法盡如意，我仍要邁步直行。

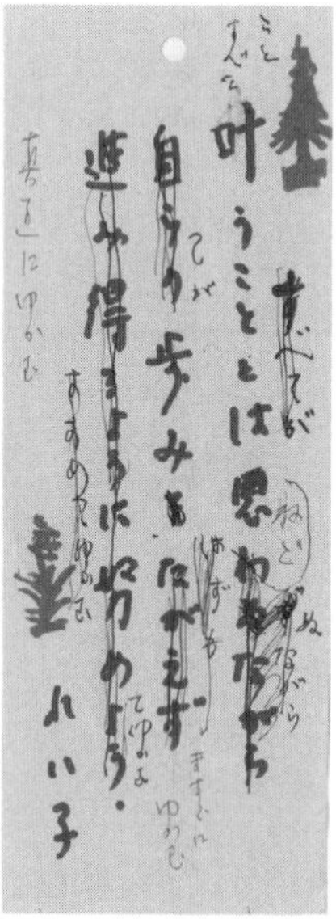

圖表2-12　夾在筆記本中的詩箋，有反覆推敲的痕跡

4 八十五歲，寫不出完整文字只剩備忘錄

這年開始沒有日記本。母親記錄在備忘錄的內容，從一月到三月為止總共十天份，之後再寫的東西就沒有記上日期。

打太多次電話被罵

一如既往，元旦都是在家裡度過，但沒有很愉快。即使大家一起新年聚餐，母親卻無法融入話題，在用餐中逐漸沉默，不久就說身體不適跑去睡覺。二日，每年妹妹都要去初釜茶會，由於不能把母親獨留在家，所以她就回到安養中心。外宿之後，母親都要花幾天才會適應安養中心的生活。母親很放不下心，開始反覆打電話給我和妹妹。下列是當時的備忘錄。

一月三日　綠下週船橋集合？傍晚打了五次電話給mi？

一月五？日　電話打太多被罵〔用紅色鉛筆在下面畫線〕

母親不記得打過電話，所以沒有意識自己打了好幾次，接電話的我們想「不是才剛掛斷嗎！」幾次下來語氣越來越差，五日寫的「被罵」，是被我罵。那時剛收假上班，母親不看時間打過來好幾次，我的語氣越來越嚴厲。母親害怕我嚴厲的語氣，為了不讓自己忘記打過電話，也不想再被罵，所以才畫了紅線吧。這段時期，母親經常描述晚上回房後的寂寞心情。

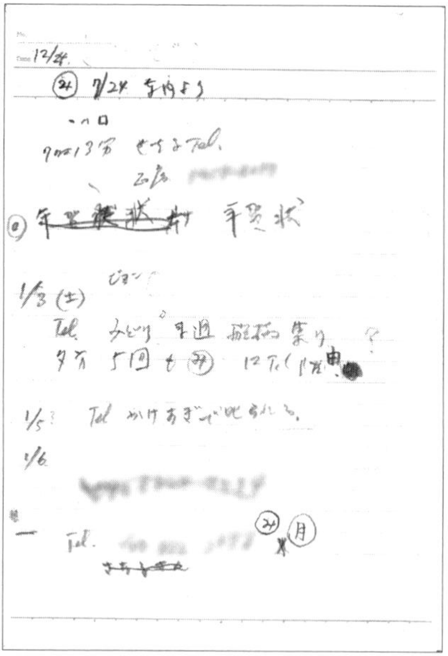

圖表2-13　1月5日，打太多電話被罵

一月六日　晚上八點十八分，從傍晚就開始

睡，在奇怪的時間醒來。還想睡，所以又閉上眼……白天醒來看了很多電視。稍微走一下路，但還是一直放空。想再去睡一下。一個人待在陰暗安靜的公寓有些難熬，但也沒有辦法。

二月一（？）日　翻著筆記本，可以寫些什麼呢？桌上立著可愛寶寶（娃娃）穿和服的相框。寶寶沒有臉，有點寂寞，明明就有穿草鞋……今天想早睡……但是也才六點五十分，還不到晚上，即使很想好好睡覺，這樣也睡太多……晚上，沒有可以打電話的朋友，好苦惱。晚上打電話給別人，也讓人很困擾吧……相框上的縮緬[19]長袖和服好可愛。希望可以更感性些，很可惜我一到關鍵時刻就會變得很實際（這裡畫線連到欄外，出現實衡的、實衡等確認漢字的痕跡）。今晚也做點事再去睡，七點零三分……。

二月十一日　腦袋枯竭，什麼都寫不出來。小 mi 也忙於工作，不要吵她……也不能一直打電話給學校朋友。我的生活跟不上大家。想更感性的生活，但是……要把以前的原稿找出來讀看看嗎……？

19. 譯註：和風縐布。

二月十五？十六日　晚上早睡，小mi來電。好高興。沒有人說話的夜晚（?七點二十二分），可以跟小mi講電話真開心。

我的腦中浮現母親與妹妹講完電話，寫下「早睡，小mi來電。好高興。沒有人說話的夜晚（略），可以跟小mi講電話真開心」（或許是掛電話後，趁著還沒忘記馬上寫下來）的樣子。

母親的認知能力持續惡化，時間的定向感混亂，無法記住新事物，連既有的舊記憶也開始錯亂。當母親想記錄當天的事情，就會發現記憶一片空白而困惑。

二月十四日　昨天大致完成掃墓（前一天與妹妹一起去掃墓）。

二月十六?日　剩下的掃墓，與坪井的人同行（?），什麼都忘了真是愁。今天參拜的地方也……總之就當已經盡到責任，安心在宿舍享用晚餐。晚上一樣看電視對照。也有到古老的坪井嗎？足跡有些奇怪，還好去買完東西就想起來了。晚上很累，早睡。現在真的要好好寫日記！每天的經過也要確實寫下來。這陣子各方面都很鬆懈，傷腦筋。一定要確實記錄。

二月二十一日　從電視節目得到許多資訊，到處對照看看。這種散步方式很難得（對我來說），我必須積極到處探訪。今天下午小 mi 也在，一起做了很多標記。對照了電視節目（？）。不過，做完的事馬上就會忘，不會留下具體印象，就是那種「我到底去了哪裡？」的感覺。晚上，關在這個細長的房間裡，反而更平靜。要努力早點獨立。與綠在一起。後天（二十一日）出發。

坪井一帶，是祖父本家的所在地。祖父是這裡大農家的次男，成為醫師後分家離開坪井，在二戰結束後農地解放前，一直持有繼承的農地。我們家的墓地也在本家土地內的山丘上。小時候每逢春秋分的彼岸日和夏天的御盆節[20]，我們會從家裡開將近一小時的車，到坪井的本家掃墓，這是每年例行要事。

母親好不容易記住「完成掃墓」這件事，卻想不起細節。母親應該是想，「好像有去掃墓？既然這樣，應該是與坪井的人一起去的吧？」祖父過世，父親的墳墓遷到附近的靈園都已超過四十年。母親說「今天參拜的地方也……」，或

20. 日本的傳統節日，即中元節與盂蘭盆節。

許她覺得墳墓怎麼與記憶中被樹木環繞的坪井墳墓不同，所以才困惑吧！

十六日和二十一日的日記中，母親寫的「看電視對照」、「從電視節目得到許多資訊」、「對照了電視節目（？）」，我不清楚是什麼意思。二〇〇九年三月七日，母親在筆記本寫下最後的日記。

> 三月七日　一整天關在家裡，整理筆記、與綠聊天，之後必須為小 mi 加記日記，所以談很多事，傍晚，又查閱日記（？）

二〇〇九年三月七日是母親有寫下日期的最後筆記，那天是週六。當天的筆記內容，下面寫有「週六，(mi)？」或許是與妹妹一起住在家裡吧。這一年母親已經沒有日記本，所以「加記日記」和「查閱日記」，應該是母親過去的記憶、習慣和願望交織而成的幻想吧。

這段時期，我們與母親的交流也是充滿不知所措。妹妹與弟妹佐智子之間，曾經寫過這樣的郵件。

一月二十日　佐智子→綠，Subject：今天的媽媽

晚安。今天是紫藤的來訪日，所以我傍晚才去 Clara。媽剛好午覺睡醒。因為紫藤來訪的事有寫在日曆上，今天的「困惑」就開始了。一開始媽以為自己一直睡覺，放了紫藤鴿子，後來找員工作證，兩人確實有好好談話，紫藤還說了「謝謝」才離開。事情才解決。

接著，母親因為不記得這件事受到衝擊，又說「我這樣怎麼能繼續收費教日語」、「我必須辭掉工作才行」！

冷靜下來後，接著說「我有拿茶和點心招待嗎」、「搞不好痴呆了吧」。找不到通訊錄，（會不會被年輕人拿走了？）又開始擔心聯絡不到紫藤，最後我安撫媽，「我會聯絡正彥哥問一下紫藤」才告一段落，這才來寫郵件。總算暫時度過……我的「沒問題唷」也逐漸失去力量。為什麼充滿了無力感。

變冷了，很多人感冒。請保重身體　佐智子

一月二十日　綠↓佐智子，Re：今天的媽媽

晚安。我是媽的女兒，所以忙的時候就關機，或是看到來電顯示就裝作無人

接聽，還可以直接用「妳很吵耶」的語氣對媽說話。小佐是媳婦，一直對媽很恭敬，辛苦妳了……不要太介意，適當應對就好喔。

今晚八點十分左右致電媽，媽接起電話很有精神的說，「我正在讀一本當好孩子求神垂憐的書。我今天很愛哭，覺得自己不能這樣」。後來很正常的聊了一會兒才掛電話。不會發生突然恢復正常的奇蹟吧……。　綠

這一年，紫藤每週會到老人安養中心探訪母親，陪伴母親超過一個小時。這段時間有助於母親維持穩定生活。同時，紫藤以神經心理學的角度寫觀察報告，又建議適當的應對方法，也對我們家人幫助很大。下列是紫藤的報告。

一月十三日

探訪中，齋藤好像想拜託中心泡茶，出了房間一次。等了一會兒也沒回來，我出去看看情況，卻發現齋藤呆站在電梯前，好像忘了為什麼要離開房間。

我上前詢問，齋藤回答「因為學生要來……」，我請她回房間，她卻回我「有學生（是指我嗎？）在，不回房間也沒關係」。剛才一直與我待在一起，卻

似乎不認得我的臉。進到房間後，齋藤說：「哎呀？學生呢？咦？剛剛只有妳在嗎？」看起來很混亂的樣子。

母親想拿茶水招待紫藤而走出房間，途中卻忘記自己為什麼出來，只隱約記得與年輕人有約，所以才在電梯前等待吧？母親想不出在等誰，所以就拿以前的記憶填補空白。

母親一心覺得會來訪的年輕人，就是以前來學日語的留學生，這些假想就變成母親的記憶，結果來找自己的紫藤是日本人，不可能是要等的人。紫藤向母親搭話，使母親的想法變混亂。

這一年前半年，紫藤的報告寫，「語意好像慢慢變得曖昧不明。重新回顧最近的訪談，齋藤直接照著字面意思說話的情況變多了」。母親知道每個字的意思，不懂就會去查字典。不過，語詞的意思會隨著前後文不同而產生變化。以詞語的直接意思說話比較不婉轉，有時會讓聽的人覺得非常失禮。但如果母親對語言的理解只懂表面意思，我們對母親說話也要注意，不可以太委婉，或是用微妙的措辭，這樣她會聽不懂。雖說如此，如果講太直接，她又會有被罵的感覺。

紫藤這段時期的報告顯示，母親不只認知能力衰退，約束自我行為的能力也一直退化。

一月二十八日

從最近的狀態來看，出現了以往不曾有的行為。比方說折明信片、在明信片上打洞等。為了想做的事（這次想向我展示車票大小是明信片的一半），必須具備判斷狀況再行動的能力，以及控制自我行為的能力，齋藤這兩種能力都在衰退。往後，齋藤只要一想到什麼就很難自制，應該會出現更多輕率行為。

這段時期，找母親弄丟的東西也是一大難題。紫藤發現母親經常弄丟的枴杖、眼鏡、錢包和金錢等，幾乎會在相同位置找到，所以建議我們「如果弄丟東西，應該都是在固定幾個地方，只要陪齋藤聊天，帶她去可能放的地方找找，她就會放心」，多虧紫藤的冷靜觀察，除了教我們適當的應對方法，也讓我們面對母親莫名的憤怒和混亂時，得到靜心的強大力量。

母親雖然已經喪失寫日記的能力，即使到這個階段，她還是對自己的能力衰退感到深刻惶恐。不過，這種情緒不是以前那種「會不會得了失智症」，而是源於無法理解周圍狀況，不知道自己在哪、在做什麼的心情，更接近生理上的恐懼。紫藤很多報告都是記錄母親的這類情況。

三月十三日
即使正在與人說話或是做事，也會出現「我在做什麼？」的混亂情況。如果有談話對象，齋藤可以向對方確認剛剛說了什麼，不會出現情緒不穩。但如果問的是「我數小時前做了什麼」（無法確認的事），對方答不上來，齋藤的情緒就會變得很不穩定。據說最近很不安，因為討厭思考所以經常睡覺。應該盡可能督促齋藤不要悶在房間裡……。

七月十四日
探訪時，齋藤正在睡覺。剛起床就說「好苦惱啊……」、「最近腦袋不行了……」，或是講著目前的心境，「四月到七月左右的事，腦中一片混亂，搞不清楚什麼是什麼……」、「什麼都會忘記」、「不寫下來的話……可是，我寫的東西放到哪裡去了？」由於齋藤用困惑的表情講話，無形中我的表情也跟著凝重起來，結果齋藤反過來安慰我「表情不要這麼凝重，一笑帶過嘛！」

九月十六日

觀察齋藤參加活動的樣子，我發現如果旁邊沒人陪著齋藤講話，在她疑惑不安時馬上回應，她似乎就會變得很激動。因此，參加沒有工作人員陪在身邊的大型團體活動時，齋藤就會無法冷靜而回房，或是向工作人員和周圍的人傾訴不安，搞不好是在生氣吧。

明明還殘存片段記憶，細節卻一片空白，所以很懊惱；獨處時，不知道自己在哪？為什麼在這裡？所以擔憂；與大家在一起時，不知道自己正在做什麼？應該如何應對？所以害怕。

這段時期，母親只要不是與紫藤這樣的人一對一相處，就會覺得自己沒有容身之處，而感到不安。有時候，母親會對著我和紫藤表現出前所未見的憤怒。十一月十八日，紫藤的報告中，有這樣的紀錄。

十一月十八日

齋藤吃著點心，一直問：「要待在這裡多久？」、「今後有什麼預定嗎？」、「有誰會來找我嗎？」、「什麼時候才可以回家？」但是語氣不如以往那樣和藹可親。

吃東西也是一副心不在焉的樣子。尤其是問我「要待在這裡多久？」、「今後有什麼預定嗎？」時，露出了前所未見、令人毛骨悚然的表情，彷彿不安到了極點，讓我覺得不明所以。

因此，這次訪談我不把重點放在回想，而是請齋藤談談現在在怕什麼？以及想怎麼做？希望可以幫助她恢復平靜。隨著談話進行，「目前就算在家，由於緣都很早出門，很晚才會回家，只有辛苦而已吧」、「大家都會來探望我，這裡的人也對我很好」齋藤逐漸能以積極的角度看待目前生活，最終冷靜下來。

如同文字敘述，紫藤陪伴母親度過不安，現在再讀這些文字，我除了感謝還是感謝！

雖然母親的狀況如此，還是去了兩次與女子大學同學一起舉辦的學習會。雖說是學習會，但母親也已經沒辦法做什麼，不過她的同學寫了郵件，告訴妹妹要到哪裡參加，母親就在妹妹的陪同下順利出席，想必給母親的朋友添了很多麻煩，但是她或許有一瞬間回到從前，感受到久違的快樂吧！當然，這也多虧妹妹一直坐在母親身旁，十二月參加學習會時，妹妹寫了封郵件向紫藤報告母親的情況。

十二月十五日

一直以來謝謝您的照顧。

母親週日的情緒似乎很穩定！

週六，母親到女子大學同學家參加「葦之會」，現在正閱讀《雨月物語》。每個人都要讀一段原文和白話譯文，當母親聽到「今天是從誰開始？」突然開口：「那麼，我來讀好嗎？」我心想，沒問題嗎？而母親出聲閱讀，順利讀完一段，出聲閱讀真不錯。

一如往常，只要提到「家」，母親就會講到麻布的家。我也聽了好幾次阿部（母親小時候的鄰居）的事（紫藤也一樣對吧！）簡直都快變成我的朋友。不過，當母親問我：「隔壁的阿部，現在在做什麼？」我就傷腦筋了……。

謝謝休假日一直來探望母親。有事的話不來也沒關係，請不要勉強。這週冷得跟嚴冬一樣……請注意保暖喔！

與妹妹和紫藤的精采表現相比，身為精神科醫師和長男的我，完全沒能安撫母親的心。

十月二十三日　到 Clara 探望母親。母親好像覺得被家人拋棄了。大發牢騷後，竟然說因為自己的犧牲，可以讓大家自由，那她也就高興了。哎呀哎呀！

八十六至八十七歲，謝謝長期以來的照顧

二〇〇九年三月七日，母親寫下最後的日記，之後再也沒有親自記錄自己的行動和想法。二〇一一年五月二十一日，母親在埼玉縣和光市的醫院離世，當時我是院長。這兩年左右，母親在想什麼？感受到什麼？我只能透過當時的紀錄去

推測。

無法寫日記，排解不了痛苦

自從母親在老人安養中心接受食衣住的照顧，生活上不需要特別擔心。另一方面，「我該怎麼辦才好？」、「最近很軟弱，腦袋變奇怪……事情馬上就會忘記……」、「這裡是哪裡？我可以待在這裡嗎？」紫藤的報告顯示母親一直很惴惴不安。

以往母親會把這些心情寫在日記，客觀看待以安撫自我情緒。**自從母親失去寫日記的能力，她就無法自我排解，也失去隱忍的自制力，所以才會對著紫藤和我傾訴**。如果是幫我做那個、幫我做這個的具體要求，即使有點勉強，我或許還能想到解決辦法，但是母親的不安情緒不一樣。以往母親白天獨自在家的不安感，入住老人安養中心之後也沒有消失，甚至隨著認知能力衰退更加嚴重。

母親在無法用文字記錄自己想法的最後兩年，就像被逼得走投無路，變得更常訴說身體的痛苦。即使如此，紫藤後來還是想到好辦法，轉移母親的注意力。

二〇一〇年的秋天之後，母親恢復以往的平靜，尤其在準備好季節點心和泡茶後，心情會完全變好。

母親經常把孩提時代的麻布老家，與婚後長住的船橋家搞混，老人安養中心則一下子被母親說是飯店，一下子說是學校宿舍，要不然就是公寓。母親與紫藤聊天時，會把我們與她自己的兄姐搞混，聊著聊著自己也開始搞不清楚。日常生活中，母親也無法掌握現實情況，這些都加深了母親的擔憂。這一年，紫藤有這麼一份報告。

八月二十日

齋藤在進入房間之前，好像無法理解這裡是哪裡的樣子，還說「門沒鎖，這樣好嗎？」、「可以進去嗎？」（略）

從房間出來、移動到房間和走去庭院，每次只要場景轉變，齋藤就會反覆詢問「這裡是哪裡？」、「我現在在做什麼？」也許是環境一變動就會放不下心吧。我對齋藤解釋「Clara」是老人安養中心，家人都知道她住在這裡，她理解後就很安心的樣子。

齋藤似乎認為「麻布的家拆掉了，所以暫住在Clara」。

這一年，我們家人到安養中心探望母親，已經很難與母親度過愉快時光。要是隨意問母親：「身體好嗎？今天做了什麼？」她就會慌張的說：「咦？哎呀，我做了什麼呢……完全想不起來，啊、已經痴呆什麼都不知道了……快想想辦法啊。」如果保持沉默，母親又會傾訴「好寂寞」、「好痛苦」，所以工作結束去探望母親的步伐變得越來越沉重。

八月二十二日，我帶著小時候的相簿去探望母親，我想她如果看到以前的照片，就會想起我的孩提時代，這樣多少會有愉快的對話吧。

八月二十二日　一點去探望母親。我帶了小時候的相簿給母親看，但是母親好像看不清楚的樣子，聊不起來。中途我因為簽署照護文件離開座位，等我回房，母親已經睡了。

母親沒有出現我預期的反應，顯得興致缺缺。不，一開始母親表現得很有興趣，但或許是影像太小看不到？或是每次翻頁出現大量照片，讓母親很混亂？母親皺著眉看了一下照片，就說「看不到啊，算了吧……小正，好痛苦啊，最近真的好痛苦啊……」，陷入固定模式。就算去探望母親，也幾乎無法讓她開心，我待沒多久就趕緊回家，真是很不應該。

為了擺脫這種罪惡感，不孝的我在這時候也拿出頑強毅力，我選了好幾張照片拿到照相館，請店家放大到十三公分乘以十八公分再護貝。二十年前，我曾與攝影師細江英公一起聚餐，他告訴我照片的細節很重要，我一直記著這句話。為了避免分散注意力，我不再拿貼了很多照片的相簿，而是選出幾張有趣的照片加以放大，這樣或許可以打動母親的心。

雖然是我幼年時期的舊相片，但這是我喜愛攝影的父親，用當時不錯的機器認真拍出來的照片，所以放大後也沒有模糊，意外很清晰。我拿著放大後的照片，久違的探訪母親，下列是當天的日記。

九月十三日　久違的探訪母親。我把小時候的照片放大、護貝，拿了幾張給母親看。母親的反應與上次非常不一樣，看著照片中的家裡某處，就說緣是在這裡出生的，接著談起許多往事。

母親確實對細節有反應。有一張照片是我獨自在玩耍，母親把目光停在照片的背景。照片中的玻璃窗關著，緣出生的房間在玻璃窗另一側走廊的更深處。從照片看，根本看不到玻璃窗後面的深處房間，但是在母親的腦海中，應該回想起期待已久的女兒出生的喜悅，也鮮明的想起房間情景。

另一張引起母親強烈關心的照片，是我和弟弟在庭院的沙坑玩耍的照片。母親看著這張黑白相片，笑咪咪的說：「哎呀……小正是藍色罩衫，小陽是綠色罩衫吧。」沙坑是蓋在ㄇ型建築的空地。我隱約記得，我在沙坑玩耍時穿的是燈心絨罩衫，但母親想起的卻是我們兩人衣服的顏色。

母親說過，我們家男生的顏色就是藍和綠，她幫我們做衣服會問我們要哪個顏色，年長的我馬上就說藍色，所以弟弟永遠只能選綠色。為了可以好好看孩子們玩耍，沙坑就蓋在母親放裁縫機器的房間，與父親牙醫診所技工室的中間。母親語氣愉快的說，照片角落隱約可見的三角形是溜滑梯的出口，當時我很怕玩溜滑梯，父親為了讓我上小學可以正常玩溜滑梯才特意買的。

根據失智症專科醫師的經驗和知識，我推測照片或許可以喚起失智症患者的失落記憶，其實，某種程度也是想逃離與母親共度時的尷尬氣氛。

自從母親得了失智症，我經常無意識以客觀的冰冷視線，把母親視為阿茲海默症患者。不過，這天把照片拿在手上講個不停的母親，依然還是那個在日本的貧乏時代，以無限的慈愛守護、養育著我們的媽媽啊！母親平靜的笑容，真是許久未見！

不過，在這一年夏天結束，秋意漸濃時，母親變得越來越焦慮，逐漸失去冷靜。每天都坐不住，無意義的到處走動，走到哪裡都無法靜下來。以往對著家人以外的人還會勉強顧慮一下，後來甚至會對著紫藤，還有周圍的人發洩情緒。下列是紫藤的報告。

十月三十一日

週日探訪時，齋藤剛吃完飯待在大廳。移動到房間後，齋藤說：「我不知道該怎麼辦了」、「因為我的腦袋變成這樣（手在頭頂繞圈）了」、「馬上就忘光光……」，顯得很坐立不安。

十一月十九日

齋藤回到房間馬上躺下，有時亂叫著：「趕快幫我啊！」、「我不是說我很痛苦嗎！」我在旁邊陪著，一會兒終於冷靜下來。從我開始探訪齋藤，到她移居Clara，第一次看到她這麼歇斯底里！齋藤就這樣睡下，我離開房間。

十二月二十三日

一開始，齋藤囈語一般的說著：「好痛苦」，我給予回應後，她卻變得歇斯底里，「快想想辦法啊」、「我現在馬上要看醫師」，本人也越來越混亂，很痛苦的樣子。

快點幫我一下好嗎

來到二〇一一年，母親衰退得越來越快。即使是新年的家族聚會，母親看起來也不是打從心底開心。一家人圍著餐桌享用妹妹費心完成的年節料理時，母親卻看起來困惑不已。下列是我的日記。

一月一日　陽彥、小佐、智彥已經先到。母親幾乎沒與家人聊天，不停說著：「好痛苦」，只有一次朝著智彥說：「身體長大了，還是可愛貼心的孩子真好」。只有這個時候，出現了以往會有的表情。邦彥叔叔也有來，一起享用緣的年節料理，慶祝新年。

母親回到安養中心後，也沒有心力顧慮周圍的人，對誰都直接表現情緒。紫藤的報告也記錄下母親混亂的樣子。

這段期間，紫藤或許是與母親相處最久的人。對著不斷訴苦的母親，紫藤很有耐心的陪在身邊，努力安撫她的情緒，但是母親越來越無法冷靜。沒多久，母親的運動量逐漸減少，躺在床上的時間越來越多。即使如此，為了幫助母親平靜度過，紫藤一直努力到了最後。

三月十日

我向齋藤打招呼，她很清楚的回答我：「謝謝妳來看我呀」，但是完全沒有要從床上起來的意思。我問她要起來嗎，她回答：「我想起來」。由於齋藤半坐在床上，當我抬起她的身體，她卻突然抱著頭大叫「啊啊啊啊啊」、「快點幫我！」好幾次起床又躺下，後來齋藤說：「我想去外面問一下事情」（大概是問中心人員），所以我想辦法扶著她走出房間。

一走出房間，齋藤說：「我要做什麼？」、「我要去哪裡？」，好像忘了為什麼要走出房間，我乾脆帶她去散步轉換心情，所以我們一起走在中心裡。

走出外面不到十分鐘，齋藤開始情緒不穩的說：「趕快還我」、「趁著還在東京，必須快點去啊」，後來只說了一句：「我想回去」，只得匆匆結束散步。

回到Clara後，齋藤還是一直念著：「好痛苦」、「我想躺下」、「我想回家」「這裡（背部）好痛」。回到房間躺下後，齋藤用快哭出來的表情說：「快點幫我」、「馬上幫我叫人來」。我一段時間不答話、保持沉默，齋藤就安靜的休息。我真的很難過⋯⋯。

齋藤休息了二十分鐘左右，後來我們喝了茶又吃點心。齋藤對點心的反應一如往常，當我開玩笑的說：「那麼痛苦的話，我會把點心吃掉喔」，她按著我的臉頰笑著說：「那可不行喔」！

針對如何與母親平靜相處，紫藤提供了下列方針：

1. 設定探訪目的：轉移痛苦情緒、製造表達和雙向對話的機會、讓對方展露笑容。
2. 不用詢問意願的方式說：「要不要〇〇？」而是用肯定的語氣告訴「要〇〇喔」，可以減少本人出現「我不知道」的情緒。
3. 避免刻意談話，可以一邊做什麼一邊閒聊。

面對越來越難相處、更常心情不好的母親，我們家人很不知所措。紫藤每週的報告都為我們提供方針，簡直就是引導迷航的指南針。

她聽到神的聲音了嗎？

二〇一一年五月，母親的狀況有所改變。五月五日，我的日記有母親輕微發燒的相關紀錄。這段時期，母親已經很少站起來，意識昏沉的時間變多。

紫藤五月七日來探視母親，當時母親體溫是三十七點四度，輕微發燒，幾乎都躺在床上。下列是紫藤當天的部分報告。

五月七日

大約每十分鐘，我會出聲讓齋藤不要睡著。雖然大多時候她都迷迷糊糊，但是看到我編織的東西，就會很有興趣的伸出手摸，「哎呀好漂亮啊！好可愛啊……」，不過，當我說：「您編織很厲害對吧」，齋藤卻沒有回應。

當我拿點心請齋藤吃，她很有興趣的說：「哎呀好可愛！看起來好好吃啊」，但是沒有聯想到「吃點心＝要起床吃」，請她從床上起來，她就覺得很痛苦，表情看起來很苦惱。看到點心的反應是俏皮的捧著臉頰，笑著說：「看起來很好吃」、「好想吃啊」，那一瞬間的表情真美好！

即使躺著，但她張開眼睛時看到有人在，好像會很放心。好幾次都突然張開眼睛，看到人影又安心的繼續睡。我要回去時，齋藤用平靜的語氣說：「要再來喔。我一直躺著真抱歉。祝福安好」。比起探訪時的焦躁語氣，顯得稍微平靜了些。（略）

最近狀況不好的日子很多，沒能幫上什麼忙……。

我今後也會繼續探訪齋藤，希望盡可能讓她覺得安心、懷念和愉快。

這是紫藤的最後一次報告。母親對著長期為自己盡心的紫藤，能在最後說上一句「祝福安好」，真是太好了！

五月十日，老人安養中心的合作醫師通知我，母親低燒不退，所以替她進行血液檢查，發現白血球數只有一千，其他血液成分也低於標準，處於全血球低下狀態。

我在自己醫院接到這個電話，就向內科的犬尾英里子醫師尋求建議，母親的健康管理，我一直都是找她商量。我也問了弟妹的意見，最後決定不做檢查不找原因。母親確診阿茲海默症之後，陸續做了胃癌手術和腹主動脈瘤手術，當時在醫院的照顧下並無大礙，平安度過難關。不過，距離最後的手術也已經過了六年，母親的認知能力明顯衰退。我們不想再讓母親接受痛苦的檢查和治療。

母親清醒的時間日漸縮短，水分和食物的攝取量也越來越少。當時民營的老人安養中心，還無法接受面臨人的死亡，家人什麼也不做，只是從旁看顧，也無法接受在中心實施醫療行為。五月十六日週一，我決定讓母親轉到和光醫院。下列是我當天的日記。

五月十六日　不到四點就醒來，起床吃早餐。老年精神醫學雜誌的論文大致完成。九點過後到 Clara。母親今天早上也嗜睡。九點三十分，綠來了。近十點，無障礙計程車來接母親，載著她前往和光，入住六樓的單人房。明明已經決定不實施醫療處置，帶母親來和光是否正確？我無法確定。Clara 的員工真是幫了我一把。

在醫院，我們仍然維持不治療方針，但是母親在隔天五月十七日就退燒，總覺得清醒的時間也有增加。這一天，母親領受所屬天主教會神父的傅油禮。隔天又陷入嗜睡狀態，偶爾清醒時，醫院的人會餵母親水和冰淇淋。

二十日星期五，我工作結束到病房探視母親，坐在床邊握著她的手待了一段時間。我叫喚母親，她微微睜開眼說：「啊，小正」，但又馬上閉上。那時，我以為這種情況會持續好一陣子。深夜，在東京市中心工作的妹妹來探望母親。

轉到和光醫院的第五日，二十一日星期六早上，我家的電話響起。醫院通知我，母親在七點四十分離開人世。母親前一天傍晚由我陪著，深夜見到女兒，隔天早上七點，弟弟夫妻倆前來探視，四十分鐘後斷氣離世。

掛在病房牆上的孩童畫，陪伴了母親的最後一刻，上面畫著祈禱的撒母耳。畫的背面寫著聖經話語，「主啊，求祢對我說話，我傾聽著」。

最後一刻，母親有聽到神的聲音了嗎？

我們把母親的遺體接回船橋的老家。母親囑咐妹妹，在自己死後打開寫有「到時候的交代」的箱子，我們打開了它。

箱子裡除了有遺書、寫好姓名住

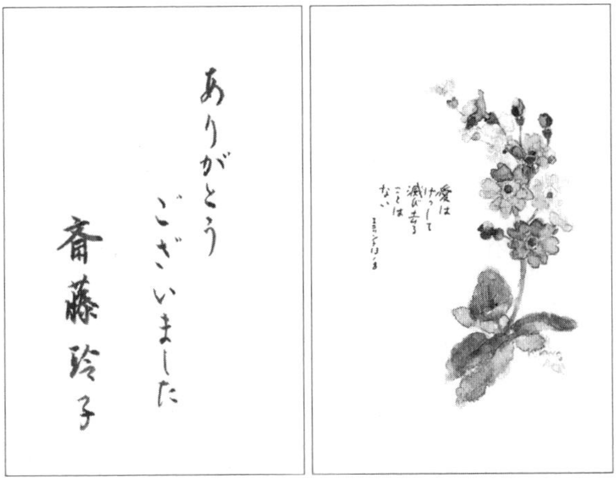

圖表2-14　母親要給喪禮來賓的卡片

址的信封，還有母親為自己準備的壽衣、期望的臨終醫療方式、死後必須通知的聯絡人住址、喪禮相關指示，以及要交給喪禮來賓的一百張卡片。卡片上有櫻草花的圖案，旁邊印有「愛永存不朽；格林多前書一三：八」，背後用墨筆書寫「謝謝，齋藤玲子」。遺書是一九九八年開始寫的臨終筆記，之後經過數次修正而成。畫刪除線是寫完之後過世的人。我不知道母親最後一次修正是什麼時候。

遺言

為免突然蒙主寵召、來不及向大家說再見，所以寫下這封信。

你們爸爸過世後，我可以這樣幸福、無拘無束、健康的生活，除了有神的恩惠，也是因為我有三個很棒的孩子及他們的伴侶。長久以來，非常感謝你們。尤其在我老了以後，大家都以各自的方式關心我，我很高興。再次向大家道謝。

別離的時候終會到來，況且我已經到了這個年紀，隨時準備好蒙主寵召。從年輕開始，我總是想著死亡會以何種方式來臨，我又能以什麼態度迎接。雖然一直想著臨終和死後的事，但終究無法預測。只能衷心祈禱可以平靜死去。

我可以自由做想做的事，也是因為早先過世的父親留下足夠的金錢。不過，如果我生病且沒有復原希望，請不要為我實施無效的延命醫療，讓我平靜迎接死亡。不需要為了我打亂你們的生活喔。正彥是專家，所以我可以安心託付。請和陽彥商量好再做安排。我不是討厭痛苦，只是想盡可能自然的迎接死亡。

接近臨終時，為了我的靈魂做準備，請找來神父為我施行傅油禮。

至於遺體，就按照之前大家都同意的方式去辦。祭壇那裡放有文件。由於不是一般的處理方式，尤其擔心小 mi 會不會難過。請不要因別離而悲傷，我的靈魂在天國，在天主身邊被榮光圍繞著，請祈禱我平安。

只要幫我舉辦喪禮彌撒就好。應該也沒有充分的時間，喪禮請一切從簡，不要打擾到無關的人，只要能與往來密切的近親和朋友道別就好。

請兄弟妹三人、夫妻之間都好好互相扶持過日子。請不要忘記在神的面前保持謙虛、處世不驕，對不幸的窮苦人家要伸出援手。陽子和佐智子，拜託你們扶持我的兒子們，但願小 mi 可以找到好伴侶……。

謝謝哥哥、姐姐們讓我在慈愛中成長。洋子、邦彥、啟介和如一，謝謝你們的照顧。神父和教會的大家，窪田老師和《白日原野》的大家，女子大、青山、小學和幼兒園的朋友，尤其是葦之會的大家，長久以來謝謝各位的照顧。

願神保佑豐留的光園。

附言

這次的病，又承蒙大家照顧了，謝謝。明明我有這麼多不足，大家仍以各自的方式合力照顧我，託大家的福，讓我恢復健康，謝謝大家。也麻煩陽子和佐智子很多，真的非常感謝。

今後也請繼續扶持各自的伴侶。我有很多不足，到這個年紀還不懂人情世故，真的很羞愧。多虧大家的幫助，才讓我可以安心生活。能有好孩子們在身邊，我真的很幸福。

正彥和陽彥都能獲得社會認可，我很欣慰。希望你們不要過度執著名聲，也要小心不要捲入金錢利益的糾葛，努力做正直的醫師和獸醫師。至於小mi（如果可以出現好對象，我就安心了……），請好好努力、自立生活。

請與哥哥們好好商量，加油！我真的很不懂事，現在深感後悔也已經來不及，能有這麼好的孩子們相伴，真是上天垂憐。真的很感謝你們。

3

長輩是衰退還是失智，怎麼判斷？

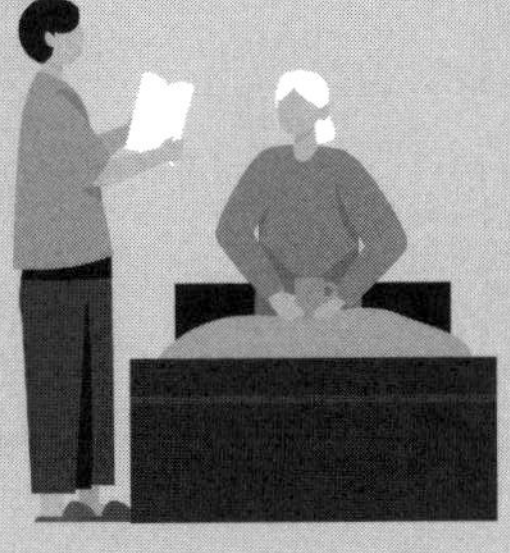

我寫這本書的動機，是想用人性的角度，看待人的老去和阿茲海默型失智症。因此，母親的日記才是重點，我附加的客觀解說不會模糊本書焦點。為了讓大家了解母親的言行和我們家人的行動，我才針對醫學問題，寫下最低限度的必要解說。因為如果刻意涉及醫學問題，有關失智症和阿茲海默型失智症，仍有很多疑點尚未解決，針對同一件事也有諸多見解。

接下來的用語定義，我用的是日本廣泛採用的美國精神醫學學會的診斷基準——《精神疾病診斷與統計手冊第五版（DSM-5）》。

權威醫生眼中的阿茲海默症

首先是失智症的定義。根據《DSM-5》，失智症就是診斷個人的記憶、定向感、執行功能和注意力等多種認知能力低下，日常生活活動（比方說支付帳單和藥物管理等）需要他人援助的狀態。失智症不是一種病名，而是源於各種腦部疾病引發的症候群。至於引發失智症的原因，除了罹患阿茲海默症、額顳葉型失智症[1]、路易氏體失智症[2]、血管性失智症（Vascular Dementia）和中樞神經系統感染等疾病外，頭部外傷、酒精和藥物濫用都可能導致失智症。

再介紹「輕度認知障礙」的定義。所謂輕度認知障礙，雖然與失智症一樣都是認知能力下降，但是還不到生活無法自理的程度。經診斷患有輕度認知障礙的人，有些人在數年內認知能力持續下降，最後演變為失智症，有些人則是衰退緩慢，最後與正常老化無異。

所謂阿茲海默型失智症，指的是罹患阿茲海默症導致的失智症。除了符合前述失智症的定義，屬於潛在性發病，會緩慢退化，症狀排除其他中樞神經系統感染和腦血管障礙。

目前日本可以透過神經心理學檢查、專科醫師診察、電腦斷層和磁振造影等影像圖（看大腦形狀的影像檢查），或是單光子電腦斷層掃描[3]和正子斷層造影[4]等代謝功能影像（把大腦功能影像化的檢查）做出非常準確的診斷，但還

1. Frontotemporal dementia，簡稱 FTD。
2. Dementia with Lewy Bodies，簡稱 DLB。
3. Single-photon Emission Computed Tomography，簡稱 SPECT。
4. Positron emission tomography，簡稱 PET。

是得等死後解剖大腦，才可以完全確定診斷[5]。疑似阿茲海默症，要是症狀輕微，也可能診斷為「阿茲海默症引起的輕度認知障礙」。

失智症遽增現象

二〇一二年，筑波大學朝田隆教授，發表失智症盛行率的相關論文。根據朝田教授的研究，六十五歲以上人口約有一五%罹患失智症。以往六十五歲以上人口的失智症盛行率大概是五%，一口氣增加了三倍之多。這則研究公開發表後，媒體馬上大肆報導失智症的盛行率增加三倍，確診失智症的人數是四百八十萬人，全日本一下子陷入失智症恐慌。

不過，仔細閱讀朝田教授的研究報告，馬上可以了解這是超高齡人口增加的必然結果。四百八十萬人當中，估計兩百三十五萬人是八十世代，一百萬人是九十世代，從各別人口計算盛行率，八十世代約二六%，九十世代是五〇%，對照以往的報告其實差別不大。六十五歲以上人口的失智症盛行率上升，是因為盛行率高的八十世代人口增加所致。也就是說，失智症患者的人數會變多，是因

圖表3-1　隨著世代上升，生活自立能力漸趨下降，逐漸與失智症患者重疊

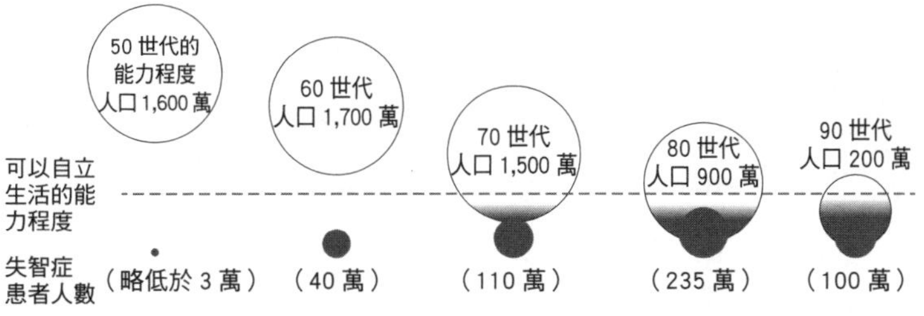

年代別人口為日本總務省 2018 年 12 月的預測值，失智症患者人數是根據朝田隆研究代表報告，〈都會區的失智症盛行率與失智症生活功能障礙應對〉（2013 年）。

為八十、九十世代的人口變多，越是高齡，阿茲海默型失智症的比例就越高。

請看圖表3-1。白色圓代表各世代的人口。黑色圓代表失智症患者的人數。白色圓逐年下降，代表隨著正常老化，認知能力跟著降低。各位聽過智商[6]一詞吧。IQ數字顯示個人的智力測試成績，位於各年齡層成績常態分布的哪個位置。如果該年齡層的標準成績是IQ一〇〇，大約九五%的人則會落在IQ七〇至依三〇之間。隨著年齡不同，IQ一〇〇代表的能力完

5. 臺灣也可以經由抽血、磁振造影等方式檢測。
6. Intelligence quotient，簡稱IQ。

全不同。順帶一提，八十五歲判定為ＩＱ一〇〇的成績，放在五十歲是未滿ＩＱ七〇。

如同上頁圖表3-1所示，五十世代人口的一般人能力（白色圓圈範圍），與失智症患者的能力（黑色圓圈範圍）離得很遠。因此，這個世代發病的失智症，確實是生病了。到了九十歲以上，人口兩百萬人當中，失智症患者是一百萬人，盛行率是五〇％，等於人口半數都可以診斷罹患失智。不過，這個世代連正常人都會出現老化現象，九十歲以上的一般人，與年過九十確診失智症的人，其實能力程度沒有多大差異。

當人口半數都符合失智症的診斷標準，還能稱為生病嗎？年過九十，半數人都因為認知能力衰退，而無法生活自主，這與其說是診斷治療的醫學問題，不如說是超高齡社會的社會政策課題。

由於醫學進步和國民健康保險制度，日本陸續克服原本必死無疑的身體疾病，成為世界第一長壽國家。因此，日本勢必面臨身心功能老化威脅到自立生活的課題。上了年紀，身體無法像年輕時期一樣活動自如，腦細胞也會變遲鈍。這些都是老早就知道的事，卻遲遲沒有對策，等到事態發展至今，才突然因為失智症患者遽增而提高介護保險費用，或是提高高齡者醫療保險的自付率，簡直是不負責任。

有治本藥物嗎？

再談到阿茲海默型失智症的治療藥物。一九〇六年，德國的精神醫學家、精神病學家愛羅斯・阿茲海默（Aloysius Alzheimer）博士，在學會發表一則病例。這種病在初老期發病，會引發急遽的失智症，經過數年惡化後死亡，這就是後來被稱為阿茲海默症的最初報告。

阿茲海默博士解剖同樣病狀的患者大腦，發現神經細胞外面附著老人斑，神經細胞中可看到神經纖維糾結（Neurofibrillary tangles）。之後研究發現，所謂老人斑是一種β類澱粉蛋白（Beta-amyloid）的蛋白質堆積，這表示如果可以預防β類澱粉蛋白沉積，就可能預防阿茲海默症，或是抑制病情惡化。β類澱粉蛋白沉積引發阿茲海默症的假設，被稱為類澱粉蛋白假設。

基於類澱粉蛋白假設，至今已經研發出各種藥劑。二十一世紀初，大家也期盼透過開發新藥，讓阿茲海默症成為可治療疾病，很可惜到目前為止，這類藥劑都沒有達到預期效果。雖然研發出減少β類澱粉蛋白的藥物，卻無法證明這類藥物可以防制失智症惡化。現在受到矚目的阿杜卡奴單抗（Aducanumab）也是同類型藥劑。

阿茲海默症有可能治癒嗎？部分遺傳性阿茲海默症和早發型阿茲海默症，以目前研發的藥物或許有效。不過，目前日本面臨的問題，是年過八十發病的阿茲海默症患者。對大部分的高齡阿茲海默症患者而言，這類藥物應該無法帶來良好效果。

阿茲海默博士提出的老人斑和神經纖維糾結，在非阿茲海默症的人腦也有發現。另一方面，不少阿茲海默症患者腦中，除了老人斑和神經纖維糾結，還合併其他病理變化。

不限於阿茲海默症，在高齡發病的失智症患者腦中，還可以看到各種血管病變，這些都是隨著大腦老化發生的改變，也就是說，超過八十歲發病的阿茲海默型失智症，多少是受到自然老化的影響。想研發阿茲海默症的治本藥物，等於想要用藥物於某種程度上停止人類老化。從秦始皇開始，長生不老一直是人類的夢想，不過，真的辦得到嗎？我覺得根本不可能。

目前日本認可的阿茲海默症藥物，以Donepezil[7]為首的四種失智症藥物，功效都是補充神經傳導物質，提高神經細胞活動，並非用來對付先前所說的β類澱粉蛋白。

關於母親的診斷

我從一九九一年，母親六十七歲開始分析她的日記到最後，母親究竟何時罹患失智症？從日記來看，雖然從一九九一年開始出現健忘等認知能力衰退的記載，但直到一九九八年，七十四歲為止，母親都無法診斷罹患失智症，或是輕度認知障礙。母親的私人生活和社交生活，相對於這年齡層而言，堪稱維持在高度良好狀態。

一九九九年來到轉折點，二〇〇〇年七十六歲以後，乍看仍維持以往的社交

7. 譯註：臺灣稱為愛憶欣膜衣錠。

活動，但是顯示認知能力衰退的記載變多，也會出現意外失誤，或許可以在這時診斷為輕度認知障礙。在結城屋事件，母親對自己的認知能力衰退出現激烈反應，反映她缺乏自信，暗示這時的認知能力衰退不同以往。這段時期，母親的社交圈逐年縮小，日常生活也越來越需要人幫忙。

二〇〇四年，母親八十歲以後，如果沒有幫傭和女兒協助，已經難以維持正常生活。這時候就算診斷罹患失智症也很合理。假設有患者是與母親相同狀況，在二〇〇〇年的時間點，我會診斷為輕度認知障礙，二〇〇四年則是判斷疑似罹患阿茲海默型失智症。

如同各位所知，母親是在二〇〇七年，八十三歲確診失智症。母親這麼晚才確診，原因出在我是專科醫師。身為兒子的我，不想面對現實，而包含母親在內的家人，都覺得身為專科醫師的我都說沒問題，那就是沒問題吧！我沒有急著讓母親檢查還有另一項原因，就是我先前提到的，**就算確診失智症，也無法期待醫學可以幫上什麼忙**。

二〇〇七年母親接受檢查，結果也只是表示「從臨床症狀來看，疑似是阿茲海默型失智症，心理檢查和影像檢查都不排除是初期的阿茲海默症」。後面也有提到，相對於日常生活出現障礙，母親的心理檢查成績並不算低，磁振造影的結果也一樣。如果由我向患者說明，我應該會說「開始出現輕度失智症的徵兆，但是檢查結果只是略低於正常值」。

當時以母親的認知能力程度，應該多數醫師都不會把疑似阿茲海默症的病名說出口，因為有可能是判斷錯誤，如果真的搞錯，對患者造成的衝擊，或許會導致無法挽回的結果。

如此一來，醫師的說明聽在患者耳裡，卻會變成「原本以為是阿茲海默症，但醫師沒這麼說，還好只是輕度失智症」，與醫師的本意產生微妙差異。母親的日記寫著「託大家的福，檢查好像沒有大礙」，還有「接續先前的失智檢查。好像有兩分左右是負的。很難為情但還好只是輕微，放心了」，都明確顯示她對醫師的話產生誤解。身為專攻失智症的臨床醫師，這是我每天做診療說明必須反省的重要問題。

母親的心理檢查和影像檢查，雖然出現微妙的結果，但是從臨床上來說，由於生活已不能自立，已達到必須診斷為失智症的程度。從之後的臨床過程來看，母親罹患阿茲海默型失智症的診斷並沒有錯。

二〇〇七年母親的心理檢查，出現微妙的結果。舉例來說，**簡易心智量表檢查，二十三分以下是疑似失智症，二十四分以上則是正常**，母親的成績是二十五分，所以在正常水準。之後到二〇〇八年二月也沒有下降，仍維持在二十五分，同年七月提高到二十八分，直到隔年才降到二十二分的失智症範圍。不過，從母親在該檢查的失分來看，包含總分在正常水準的時期，新事物的記憶力低下、日期時間感遲鈍、時間的定向感障礙，這些明顯都是阿茲海默型失智症的特徵。

二〇〇七年一月，母親也接受評估高齡者認知能力的神經行為認知狀態檢查。十項基本檢查當中，雖然記憶和定向感大幅低於正常值（九分以下），但是注意力、理解力和判斷力等其他項目幾乎都在正常範圍。雖然總分在正常範圍，結果卻符合阿茲海默症的初期特徵。二〇〇九年和二〇一〇年再做相同檢查，類似和判斷等指標也變得低於正常值，顯示抽象思考力變差和出現理解障礙。

無論心理檢查的綜合分數多高，像母親這樣在生活出現執行力障礙，記憶力和定向力又失分過多的話，醫師就會懷疑是阿茲海默症。不過，問題還是出在是否擁有足以維持日常生活的能力。

如果像以前的農家一樣是三、四代同堂，大家會各自分擔家事，即使稍微出現認知能力下降問題，周圍的人也會彌補不足、想辦法幫忙分擔，生活不至於有困難，而在現代日本，如果在都市的公寓裡獨自生活，什麼都得自己做，只要出現些微的能力下降，尤其是執行功能障礙，生活就很容易出現不便。

以生活出問題為標準的失智症診斷，會根據當事人生活的國家、區域和生活現況出現差異，這也是國際認可的診斷標準。母親雖然不是獨自生活，但是與年齡相比，社交生活相對廣泛複雜，所以在心理檢查成績高的時候就出現生活障礙，所以才提早診斷罹患失智症。

二〇〇七年，母親接受更詳細的智力檢查，也就是魏氏成人智力量表第三版（WAIS-III），這是可以算出智商指數的檢查。母親的成績，語文智商是一三二，作業智商是一二二，全量表智商則是一三〇。該檢查以智商一〇〇為同世代的標準成績，母親的成績高出同輩人的標準非常多。同世代的人口中，智商超過一三〇的只有二％。當初由兩位心理師幫母親實施這項檢查，他們的指導教授松田修對檢查結果做了下列說明，讓我們更了解她的言行表現。

代表智商指數的三項指標（語文智商、作業智商和全量表智商），相對於同年齡層的平均（一〇〇）維持在高度水準。另外，代表智商各領域能力水準的四項指標得分（語文理解指數、知覺組織指數、工作記憶指數，和處理速度指數）和整體智力水準，雖然知覺組織指數、工作記憶指數和語文理解指數都高於同年齡層的平均，但容易受到腦器官型損害影響的處理速度指數，則是位於同年齡層的平均水準，明顯低於其他指數的分數。對照本人的教育經歷和生活狀況，處理速度的成績並沒有達到應有的能力水平，所以明顯有能力低下的問題。智力高的阿茲海默症患者，智力檢查時也會有這種特徵。

本次檢查結果，與智力高的人罹患阿茲海默症的初期特徵相符。檢查結果評估，目前應該處於日常活動剛開始出現障礙的時期。由於其他智力仍維持在高點，所以還可以反省自己的能力衰退問題，並有能力記錄下來。因此，本人才會出現超乎周圍人所想的強烈擔憂。

總之，心理檢查結果顯示，母親的能力衰退不排除是阿茲海默型失智症。由於母親的理解力和判斷力都維持在相對高點，正如松田教授所言，這是支撐母親的力量，同時也是讓母親更痛苦的重要原因。

八十歲左右罹患阿茲海默型失智症的患者，多數直到最後，都對能力衰退有某種程度的自覺。這點特徵，與各種能力同時衰退的早發型阿茲海默型失智症不同。雖然從神經病理學的角度觀察，兩者死後的大腦都很相似，但是早發型的阿茲海默型失智症，與邁入高齡才發病的阿茲海默型失智症，我認為兩者的臨床症狀並不相同。

4

母親臨終的指示：就算生病也不要多做什麼

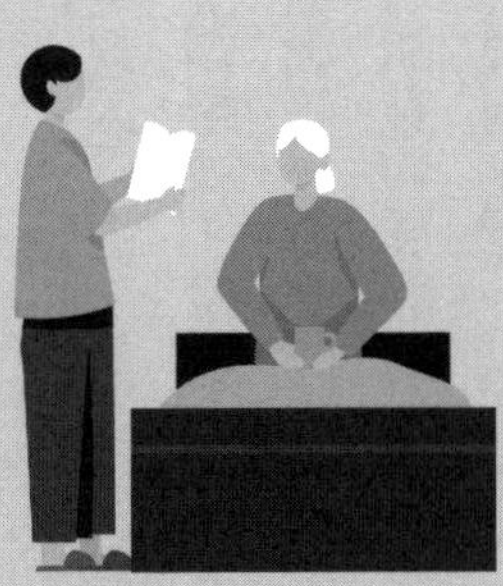

第一期一九九一年至一九九九年的九年期間，母親為生涯興趣、心靈支柱的短歌編了一本歌集，到蒙古憑弔死於西伯利亞的哥哥，為了追溯自小信奉的信仰，探訪了以色列、梵蒂岡和阿西西。這可以理解為，一位生於大正末期，在昭和初期度過童年時期，青春時代遭遇第二次世界大戰摧殘，敗戰後沒多久就步入婚姻，一心侍奉丈夫，把養育三個孩子看得比什麼都重要的平凡女性，在丈夫過世後得到了前所未有的自由。

不過，在我看來，母親這段時期的生活方式，與其說是歌頌自由，更像是急著想把沒做的事都做完。教留學生日語、學習西班牙語、上鋼琴課、參加女子大學同學舉辦的古典文學研究會，以及進一步參與天主教會活動等，母親的生活簡直是超出能力範圍的忙碌！乍看之下，母親好像毫無章法的胡亂伸展觸角，但似乎又存在一種聯繫。對天主教信仰的渴望，對古典文學和音樂的憧憬，以及想對社會有貢獻等，母親做的每一件事都實現了她少女時代的夢想。

如同一開始所述，母親在五歲和十二歲時失去雙親，由兩名就讀帝國大學的哥哥，和就讀女子大學的姐姐們撫養長大。母親在家中沒有大人為榜樣的環境下長大，某種程度一直都活得很像少女。閱讀母親這段時期的日記，我覺得就像個孩子。不過，自從認知能力明顯衰退，這樣的生活方式卻變成母親很大的桎梏。如果生活可以悠閒一點，便不至於每天都被迫意識到自己能力衰退。

一九九八年，這段時期的尾聲，母親不知為何開始寫臨終筆記，彷彿預測自己接下來會發生什麼，所以開始做準備。當然，這段時期，母親還沒有罹患阿茲海默症的自覺。應該是她決定，或是希望盡情挑戰一直以來想做的事，在獲得相當程度的成就感後，再按照自己的意思邁向老後吧！不過，母親卻沒能如願。

二〇〇〇年開始到二〇〇三年為止的第二期，估計是失智症開始的時期，症狀也越來越明顯。前兩年，母親還想努力維持以往的生活模式，到了後兩年，她就慢慢放棄一直以來所做的事，更常在日記裡質疑自己是不是失智，以及提醒自己失智就糟糕了。請再看一次圖表2-4（第九十七頁）。二〇〇二年以後，表示不順利、擔心、後悔的語彙急速增加，超過以往抵抗時期的感動、幸福和感謝。從這個圖表可以看到，面對母親越來越明顯的生活障礙，周圍的我們越來越不安，她也同樣緊張，不斷把自己的恐懼和痛苦寫在日記裡。

來到二〇〇四年至二〇〇八年的第三期，母親的交友關係，以及社交活動幾乎完全停止，完全只能承受著認知能力衰退所造成的生活困難，偶爾才會抵抗一點。

失智症相關的日記記載，在二〇〇六年來到高峰（第四十四頁圖表2-2），之後轉為下降。如同先前所述，這是因為二〇〇七年以後，日記缺失的天數急遽增加所致（第一五〇頁圖表2-5）。二〇〇九年，母親的日記難得有記載的天數裡，大概六四．三%都在講認知能力衰退的相關挫折。到了這個階段，母親只有與妹妹，或是信任的幫傭兩人在家裡安靜的待著，內心才能獲得平靜。

母親原本一直期待與弟弟一家去旅行，卻因為不習慣電車往返，還有弟弟一家費心安排的旅館房間太大，讓母親覺得不安。即使我與母親兩人相處，也無法像妹妹那樣令她心裡平和。唯有一次我陪著母親在庭院除草，那天她平穩的表情，我至今都難以忘懷。

二〇〇八年到二〇一一年期間，母親幾乎無法按照自主意願過生活。雖說如此，她也無法放任自己都讓別人照顧、悠閒過日子。母親日記中的話語充滿不安，片段的記述更顯示她腦中的混亂和困惑。這樣的狀況，直到二〇〇八年入住老人安養院也沒有改變。每次讀到母親在半夜醒來，無法掌握周圍狀況而變得不安，我就不禁流下眼淚。母親與家人一對一相處，什麼都不做就會覺得安心，如果家人離開眼前，只會讓她不安和混亂，母親的心情長期得不到平靜。

最後的那段日子，我們沒讓母親吸氧氣，也沒從末梢血管補充水分，等母親無法進食，呼吸能力變差後，就只剩下時間問題。

和光醫院的醫護人員讓母親的身體保持舒適，用冰沾溼乾燥的嘴脣，且經過病房時都會來慰問鼓勵。母親過世的前一天，傍晚我去探訪，深夜妹妹也來，最後一天早上則是弟弟夫妻探視，我們叫喚母親時，她都有微微張開眼睛。母親在安穩狀態下，嚥下最後一口氣。

這樣的送別方式，我也不是那麼果斷、有自信。我把母親接來自己醫院，直到離世為止，一直心懷不安和罪惡感，如果更早、更積極採取醫療照護，母親是否可以活得更久？我是不是覺得照顧母親很累，所以選了最輕鬆的處置方式？母親在臨終筆記留下指示「就算生病也不要多做什麼」，把我從不安中拯救出來。我一直都是不可靠的兒子，但是母親到死都還牽掛、袒護著我，原諒我的不孝。

後記 縱然無法盡如意，我也要邁步直行

我在前言提到寫這本書的兩個目的，其一，是打破失智症患者無法理解健忘等，認知能力下降的精神醫學迷信，其二，是希望透過一位與家人生活在遙遠的昭和時代，身為未亡人生活在平成時代的女性話語，編成一段當代史。最後，我想以兒子和精神科醫師的角度，探究母親行為的背後因素。

母親經常提到自己的父母。由於母親五歲喪母，十二歲喪父，所以她談起雙親的回憶，究竟是真實發生的事，還是透過模糊記憶潤色編織而成的故事？不得而知。母親接受雙親撫育的時間很短，也由於時間短暫，受雙親的影響很大，尤其在喪母之後，與自己父親度過的數年回憶，對母親而言更是彌足珍貴。

母親對父親的印象，就是小時候眼中所見的理想模樣。母親一生愛用的漢文學家簡野道明的《字源》，和詞典編纂者大槻文彥的《大言海》，兩本都是她

的父親愛用的字典。雙親逝後，就由還在當學生的兄姐養育和引導母親。在一般家庭，孩子會透過雙親學習社會中的人情世故，但母親卻一無所知。幼時家人和成長背景在母親內心烙下的刻印，一輩子都沒有消失，也影響母親的晚年生活。

同時，母親的生活方式，也反映了艱苦求生的時代背景。正如文字所述，母親被戰爭奪走了青春，戰後才享受自由的空氣沒多久就步入家庭，開始扮演為人妻母的角色。我們家的生活，身為中產家庭算是相對寬裕，但是母親的內心好像一直有所缺失，或許源於她在成長過程中，無法完全變成大人的不甘心吧。

昭和時代結束，母親喪夫後得到自由時間，開始積極重拾失去的青春。一般在與現實生活妥協的過程中，年少的憧憬都會逐漸褪色，而母親因為成長背景的關係，這些憧憬一直留在心中，成為晚年過度擴大社交生活的巨大原動力。

母親的晚年後期，在明顯出現認知障礙以後，行為也受到阿茲海默症的大腦病變，和大腦老化的生物學因素影響。母親一開始奮力抵抗，想要維持正常生活，沒多久宣告失敗，被迫逐漸退守。直到最後數年，無論是生活自立和精神上的自律都變得難以維持。

即使受到成長背景、時代背景和生理變化的影響，母親在晚年還是盡力按照自己的意願活著。從母親留下來的文字，可以感覺她即使被失智症奪走自律，還是繼續掙扎、從未放棄。

縱然世事無法盡如意，我仍然要邁步直行。

老人安養中心母親房裡的筆記本，夾著一張綠色詩箋，上面用粗字油性筆寫著：「縱然世事無法盡如意，還是要努力走自己的路。玲子」。這或許是母親離世前一年裝飾在聖誕樹上的詩箋吧。

母親在聖誕節後拿回詩箋，用原子筆反覆推敲文字，把自己的想法整理成短歌，她或許不記得詩箋是為何而作，但還是盡力把眼前生硬的短文編成一首短歌，這種努力，正是母親人生的總結。看著推敲短歌的過程，我想起母親感嘆自己的短歌被批評徒具形式、缺少真心。這大概是母親最後寫的短歌。

小學中年級以前，我上課都在擔心母親是不是死了。一想到就坐立難安，放學立刻火速衝回家。我是到隔壁學區的小學上學，以小孩子的腳程來算，從學校到我家，大約需要二、三十分。這段距離，我是上氣不接下氣的狂奔回家。在我印象中至少有三次，我把書包留在學校就跑回家。回家後我也不敢進門，因為我很怕看到母親死了。我在大門附近不斷徘徊，最後才衝進家裡，確認母親還活著才放下心來。

高中二年級時，我父親那邊的祖父過世。喪禮結束後，有客人刻意避開別人來找父親。他們是祖母娘家的人，在墳墓改葬時，發現祖父送給祖母的戒指，所以特地拿來給我們。祖母的遺骨會在娘家，是因為祖母沒有葬入齋藤家的墓。那時我才知道，祖母以生下長男就入籍為條件來到我們家，生下長男（父親）後就馬上死去，祖母的名字是菊，所以祖父就以菊字把父親取名為菊夫。

數年過去，我成為精神科醫師，我發現自己小時候恐懼母親死去的病態不安，其實正是父母內心不安的反射。

在我還是小學生時，對父親和母親的成長背景一無所知。即使如此，孩子就是父母內心的承繼，換個角度來看，父母的心會在各方面形塑孩子的內心。進一步說，直到國中畢業為止，我都把父親和母親，與約瑟和馬利亞的形象重疊。母親一直很溫柔，當沉默寡言的父親一有事她就會出面幫忙。這種對父母的理想化，與母親的想法如出一轍。有別於生物學遺傳，這或許應該稱為心理遺傳吧。與生物學遺傳一樣，心理遺傳形塑著母親的行為，也對我的內心造成強烈影響。我的書架上，現在仍然擺著《字源》和《大言海》。《字源》是新版，《大言海》則是母親常用的大槻文彥版。

我今年已經七十歲。由於母親在二〇一一年去世，當然不知道我會在二〇一二年當上松澤醫院院長。母親曾說不要過於執著名聲，要謙虛的做著神期望的工作，在我擔任松澤醫院院長的九年間，母親的話是約束我行為的重要準則。

去年我六十九歲，從松澤醫院院長退休，思考著如何度過餘生，母親的教誨也是我的重要指引。只要還能工作，就要為社會貢獻己力，到了質疑自己的能力時，就安靜的抽身而退。

對抗失智症的藥物，母親的時代沒有，在現在，我也不期待會有。在能力衰退前，有意識的縮小生活圈，應該可以過得比母親輕鬆自在吧。我成長於自由時代，不像母親那樣，想在接下來取回什麼。我的目標，就是平靜的接受老去，順其自然就好。

謝辭

我可以面對母親的日記，是因為她的晚年並不是很悲慘，而且換個角度想，我們家人真的已經盡力了。

朝日幼兒園的好友、直到最後都邀請母親參與古典文學研究會的東京女子大學日文科的同學們、支撐母親信仰的天主教船僑教會的信徒們、短歌會的同好們，以及在母親需要照護後，幫忙照顧她生活的 Clara Yōga 老人安養中心人員；在母親臨終時，從旁安靜看顧的翠會和光醫院的石川容子護理長和醫護人員，衷心感謝各位讓母親擁有內心充實的晚年。

我的同學兼好友癌研有明醫院院長佐野武，在母親確診失智症、動大手術時幫忙許多。長年的好友兼同事松澤醫院內科主任醫師犬尾英里子，針對母親的身體疾病，總是給我適當建議。上智大學教授松田修和他的學生紫藤惠美、相澤亞

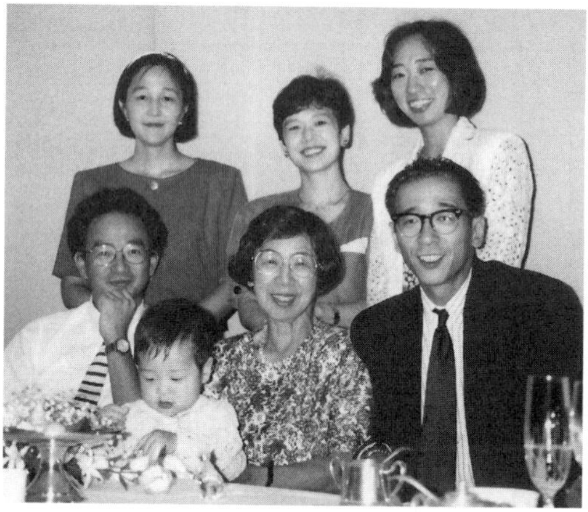

圖表6-1　慶祝《紫藤花》出版的家族照。前列中間是母親，左邊是作者（1993 年）

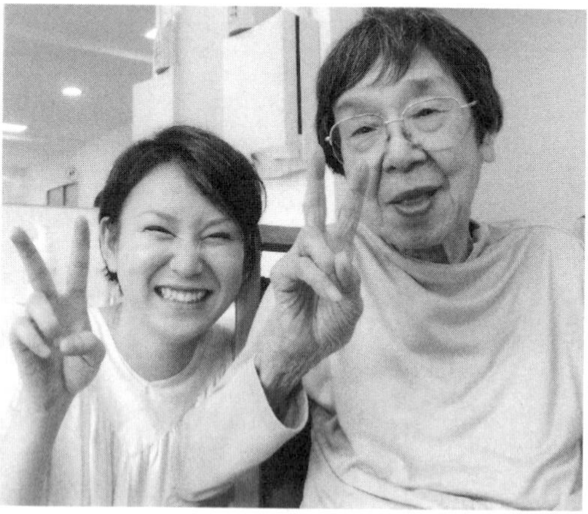

圖表6-2　母親（右）在老人安養中心，與紫藤惠美合照（2010 年）

由美，除了檢查母親的認知能力和幫忙後續復健，也協助我們家人和她溝通。

本書能以這種形式出版，要感謝岩波書店的猿山直美。在出版業不景氣的現在，感謝出版社可以隨我的心意，讓本書以接近我想法的形式出版。感謝長年擔任我祕書的鈴木真理子，從原稿到完稿的所有階段，都為我提供適當的意見，如果沒有兩位相助，我的原稿也不可能彙整成書吧！

最後與我的妻子、弟弟一家人和妹妹，以感謝的心，將這本書獻給亡母。

國家圖書館出版品預行編目（CIP）資料

失智母親眼中的世界：母親過世前書寫的日記，讓失智症權威醫師看見，認知日漸受損的患者如何感受世界。／齋藤正彥著；賴詩韻譯. -- 初版. -- 臺北市：大是文化有限公司，2024.1
304 面；14.8×21 公分. --（Style；82）
譯自：アルツハイマー病になった母がみた世界
ISBN 978-626-7377-40-6（平裝）

1. CST：阿茲海默氏症　2. CST：母親
3. CST：通俗作品

415.9341　　112018559

Style 82

失智母親眼中的世界

母親過世前書寫的日記，讓失智症權威醫師看見，認知日漸受損的患者如何感受世界。

作　　者／齋藤正彥
譯　　者／賴詩韻
責任編輯／林盈廷
校對編輯／許珮怡
美術編輯／林彥君
資深編輯／蕭麗娟
副總編輯／顏惠君
總 編 輯／吳依瑋
發 行 人／徐仲秋
會計助理／李秀娟
會　　計／許鳳雪
版權主任／劉宗德
版權經理／郝麗珍
行銷企劃／徐千晴
業務專員／馬絮盈、留婉茹、邱宜婷
業務經理／林裕安
總 經 理／陳絜吾

出 版 者／大是文化有限公司
臺北市 100 衡陽路 7 號 8 樓
編輯部電話：（02）23757911
購書相關資訊請洽：（02）23757911 分機 122
24小時讀者服務傳真：（02）23756999
讀者服務 E-mail：dscsms28@gmail.com
郵政劃撥帳號：19983366　戶名／大是文化有限公司

法律顧問／永然聯合法律事務所
香港發行／豐達出版發行有限公司 Rich Publishing & Distribution Ltd
地址：香港柴灣永泰道 70 號柴灣工業城第 2 期 1805 室
Unit 1805, Ph. 2, Chai Wan Ind City, 70 Wing Tai Rd, Chai Wan, Hong Kong
電話：21726513　傳真：21724355
E-mail：cary@subseasy.com.hk

封面設計／陳皜
內頁排版／顏麟驊
印　　刷／鴻霖印刷傳媒股份有限公司

出版日期／2024 年 1 月初版
定　　價／新臺幣 390 元（缺頁或裝訂錯誤的書，請寄回更換）
I S B N／978-626-7377-40-6
電子書ISBN／9786267377369（PDF）
9786267377376（EPUB）